古中医诊断学新解

——古脉法体系四象体质医学临床基础

□主　编　张玉林

□编　者　杜丽葵　李　猷

辽宁科学技术出版社
LIAONING SCIENCE AND TECHNOLOGY PUBLISHING HOUSE

拂石医典
FU SHI MEDBOOK

图书在版编目（CIP）数据

古中医诊断学新解/张玉林主编. — 沈阳：辽宁科学技术出版社，2023.1
ISBN 978-7-5591-2711-2

Ⅰ.①古…　Ⅱ.①张…　Ⅲ.①中医诊断学　Ⅳ.①R241

中国版本图书馆CIP数据核字（2022）第150822号

出版发行：辽宁科学技术出版社
　　　　　北京拂石医典图书有限公司
地　　址：北京海淀区车公庄西路华通大厦B座15层
联系电话：010-57262361/024-23284376
E-mail：fushimedbook@163.com
印 刷 者：河北环京美印刷有限公司
经 销 者：各地新华书店

幅面尺寸：170mm×240mm
字　　数：207千字　　　　　　　　印　　张：13.25
出版时间：2023年1月第1版　　　　印刷时间：2023年1月第1次印刷

责任编辑：李俊卿　　　　　　　　　责任校对：梁晓洁
封面设计：胡　鹏　　　　　　　　　封面制作：胡　鹏
版式设计：天地鹏博　　　　　　　　责任印制：丁　艾

如有质量问题，请速与印务部联系联系电话：010-57262361

定　　价：68.00元

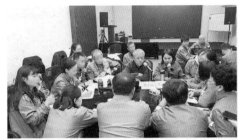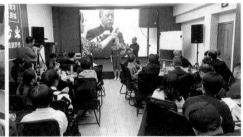

张玉林古脉法体系学术公开课

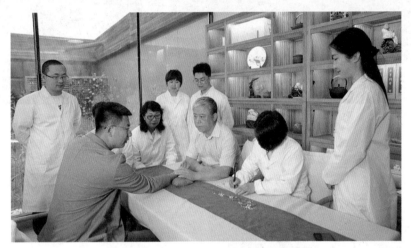

张玉林带领弟子团队进行脉诊教学

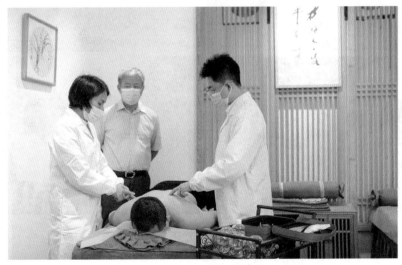

张玉林指导弟子团队进行中医外治法学习

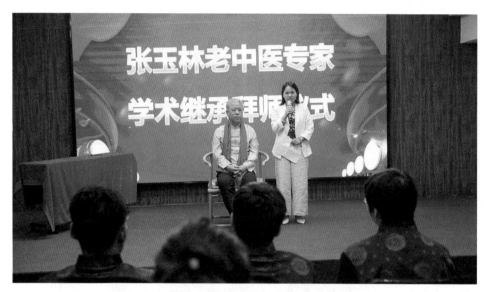

张玉林学术传承仪式现场

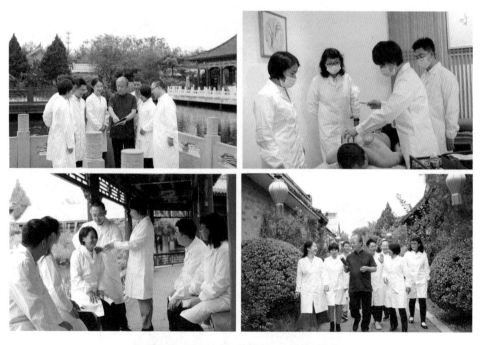

张玉林古脉法体系的优秀弟子代表

前言

preface

多年以来，我一直有些抗拒写书。浩如烟海的中医书籍有我不多，无我不少，仅仅如此也就罢了，如果将一堆垃圾文字进行堆砌，也只能徒增烦乱——"文章千古事"！

但是这个世界唯一不变的是变化，"道可道，非恒道也"。我作为胸无大志的凡夫俗子自然也得遵循这个规律，于是便有了这本拙作。

变化起于2018年，我当时受邀去讲近乎失传的中医脉法，出于私心，本不会讲课的我还是欣然应允了，私心在于，我对中医的认知和一直在做的就是下面小小的四点：活得好点，病得少点，老得慢点，死得快点。人到花甲之年，自然希望老得慢点，其途径无外有二：其一，多干点事，别偷懒，别养生（以后会跟大家交流我对"养生"的看法），生命在于运动；其二，多和人打交道，尤其是多沾点年轻人的朝气，同气相求。

令人意外的是，听了我的课后，这群中青年居然想跟我学脉，他们说我讲的都是干货。但是他们真的不知我的苦衷：我何尝不希望侃侃而谈一节课，说一些无比正确的官话和套话，然而我却只会干巴巴地讲一讲几十年临床、几十万人次摸脉的真实感受——真话往往不那么动听，还容易引起学术上的争端。

各种机缘之下，我也陆续收了几十个弟子，我发现又被他们"套路"了。我曾不止一次地调侃他们是一群迷途的羔羊，误上了中医的"贼船"，上贼船容易下贼船难。而我自己则不是要不要下船的问题，而是根本就下不去了：既为人师，还是需要教他们点有用的东西。可这点东西是什么，怎样教才能学会呢？

在花费了几年时间、整理了几十年的看病经历与临床数据后，我发现这些经验与数据已经形成了以古脉法体系为基础的完整的中医学体系，内容包括古中医基础，中医四大经典的解读，古脉法体系，以及以古脉法体系为基础的四象体质，三步开方法，中医外治法，以及基于五运六气的中医预测学等，暂且将之称为古脉法体系四象体质医学。这套体系与现代中医体系相比就是严重的"离经叛道"，足以让人惶恐不安。

不过数日后，我便逐渐释然：因为我没有用这套体系去行骗，也没有用美丽的辞藻把中医演变成说学逗唱，仅仅是为像我一样的中医"农民工"们提供了一点"干活"的工具而已。况且，"离"的是现代中医的"经"，"叛"的是现代中医的"道"，而这套体系最擅长的就是实战，最不怕的也是实战。

若是把本书作为中医的工具，当然是力求工具要好用，要趁手，这也是本书撰写时的基调。

因此，本书的主要内容包括：

1.对中国传统脉法进行了解构，弥补了常脉在理论和应用方面的空白，构建了更适合于临床应用和学习的中医脉学体系——古脉法体系；

2.对中国传统辨证模型进行了解析，构建了更适合于临床应用和学习的中医辨证模型——古脉法体系四象辨证模型；

3.从理论上明确了中医辨证模型与体质医学的关系，构建了简便易用的体质分型——古脉法体系四象体质。

拙作是不是为本已混乱不堪的中医现状徒增烦乱，我不知道；会不会使本已很难学以致用的中医增加难度，我也不知道。但我知道：这本书肯定是不完备的，故此，欢迎同行们品头论足，以便使本书的整体知识结构更加清晰与准确。

借本书面世的机会，感谢我的两位弟子杜丽葵、李猷在本书成书过程中付出的辛勤劳动；感谢医承有道的敖鹏先生为本书推荐了一家专业负责的出版社；感谢党锋先生、黄樵伊先生、夏丹丹女士在出版过程中做出的细心工作，才得以将待字闺中的文字形成书籍以馈飨读者；感谢胡鹏女士设计的精美封面；感谢一九健康工场为本书的处方临床数据提供了【查方】中医大数据搜索引擎，感谢他们的服务团队为打造【张玉林中医工作室】而做出的诸多努力。

当然，最应该感谢的是我的众多的患者们，是他们教会了我中医，是他们为我提供了书中的内容，没有他们，就不会有这本书的问世，故再次向我的患者朋友们致以谢意。

张玉林

2022年春　于北京

目录

contents

第一部分　概　述

第一章　中医面临的问题与解决方案·····························3

一、中医面临的问题·······································3

二、中医诊断的问题·······································4

三、中医的工作目标与学习方法·······························6

第二章　中医的门径···16

一、中医的思维方式·······································16

二、中医的临床诊断利器——脉诊·······························22

第二部分　脉学源流及古脉法体系释义

第三章　脉学源流与发展·····································31

一、《史记》记载的脉法·····································31

二、《黄帝内经》记载的脉法·····································34

三、《难经》记载的脉法·····································36

四、《伤寒论》记载的脉法·····································38

五、《脉经》及后世脉法·····································41

第四章　古脉法体系释义·····································46

一、古脉法体系的含义·····································46

二、古脉法体系的意义与价值 ·································· 47

第三部分　古脉法体系解析

第五章　古脉法体系的诊脉部位 ······························ 61

第六章　古脉法体系的病脉脉象及临床意义 ················· 62

一、古脉法体系十三部基础脉象及临床意义 ·············· 62

二、古脉法体系相兼脉象及临床意义 ····················· 84

三、古脉法体系特殊脉象及临床意义 ····················· 87

第七章　古脉法体系常脉脉象及临床意义 ··················· 89

一、常脉的基本特征 ···································· 90

二、常脉的影响因素 ···································· 91

三、四季脉——季节变化 ································ 92

四、人生的四季脉——年龄变化 ························· 97

五、常脉小结 ··· 99

第八章　古脉法体系脉象分析方法 ·························· 100

一、古脉法分析方法 ··································· 100

二、后世脉法分析方法 ································· 107

三、古脉法体系脉象分析方法 ··························· 108

第四部分　古脉法体系四象辨证模型与古脉法体系四象体质分型

第九章　古脉法体系四象辨证模型 ·························· 111

一、中医主要辨证模型的理论与临床问题 ················ 111

二、古脉法体系四象辨证模型的含义与特点 ·············· 134

三、古脉法体系四象辨证模型与古脉法体系四象体质的关系 ······ 136

四、古脉法体系四象辨证模型的诊断结果 ················ 137

第十章　古脉法体系四象体质的含义与依据 ················· 139

一、古脉法体系四象体质的含义、成因与转化…………………… 139

二、古脉法体系四象体质的依据……………………………………… 143

三、古脉法体系四象体质的临床现实意义………………………… 147

第十一章 古脉法体系四象体质的分型方法……………………… 152

一、第一步：通过望、闻、问诊收集主证的寒热虚实信息 ………… 152

二、第二步：通过古脉法体系对寒热虚实信息进行复核与定位…… 154

第十二章 古脉法体系四象体质的调治原则……………………… 156

一、古脉法体系四象体质调治的临床思路………………………… 156

二、虚寒体质的调治原则……………………………………………… 156

三、虚热体质的调治原则……………………………………………… 163

四、寒湿体质的调治原则……………………………………………… 169

五、湿热体质的调治原则……………………………………………… 181

六、平和体质的保养原则……………………………………………… 187

第五部分 古脉法体系的基础操作规范

第十三章 脉诊的基础操作与诊断记录………………………… 191

一、脉诊的基础操作…………………………………………………… 191

二、诊断记录…………………………………………………………… 192

第十四章 脉诊的注意事项与特殊事项………………………… 194

一、注意事项…………………………………………………………… 194

二、特殊事项…………………………………………………………… 195

后记——培养中医大数据思维…………………………………… 197

第一部分

概　述

1 第一章
中医面临的问题与解决方案

2 第二章
中医的门径

与中医有关的话题非常之多，笔者作为一名临床经验超过40年的中医大夫，目前正将注意力集中在中医的传承问题上，如何将朴素实用的中医诊治方法和技术传给后人，使中医能够真正造福社会大众，离不开正本清源和完善革新两件事。本部分的第一章主要从宏观层面论述中医面临的主要问题以及应对这些问题所需要的解决方案，意在正本清源。第二章从中医的思维方式和脉诊两个方面，展示中医学习的具体路径，为后文进一步展开的完善革新进行铺垫。

中医面临的问题与解决方案

一、中医面临的问题

无论是否有勇气面对和承认，实事求是地说，中医的现状是不尽如人意的，主要体现在以下几个方面：

第一，中医的整体发展水平，与人民大众对健康生活的需求以及对中医赋予的期望之间，还有很大差距。随着社会发展速度不断提升，慢性病高发并呈现出低龄化和年轻化的趋势，困扰中国中老年人的疼痛、失眠、便秘等三大问题愈演愈烈，职场人士的特异性疾病不断涌现，特别是还有大量现代医学没有深入研究以及没有合理治疗方案的疾病，都对国民的生活和健康产生了严重的不良影响，某种程度上阻碍了整个社会的运行效率和发展质量。此时，本应由中医大显身手，解决上述种种难题，然而现实却是，中医目前偏于一隅，苦苦挣扎，甚至只能自嘲为苟延残喘。拥有数千年悠久历史，具有完备的理论体系，具备扎实的治疗方法的中医，为什么会沦落到如此境地？尽管有政策扶持，社会各界也投入了大量的人力物力，几代中医人付出了大量努力坚守至今，但是中医的现状依然令人扼腕叹息。

第二，中医队伍的数量远远无法满足社会需要。注册的执业中医师仅仅50万人左右，对于拥有14亿人口的大国来说，这个数量几乎是杯水车薪。而大量从中医药院校毕业的青年才俊们，有多少人最终能够留在本应由他们施展才华的临床一线，又有多少人能够不断努力，最终成为优秀的中医大夫？自然界有个规律，当一个物种的种群数量小于临界点时，这个物种就要消亡。当一个行业不能吸引大批的青年加入，得不到新鲜血液补充和濡养的时候，这个行业最终只能逐渐走向凋零乃至灭亡。令人欣慰的是，中医目前还没有到达这个临界点，并且中医行业开始出现了复苏的迹象。

第三，中医成为社会上争议较大的话题。从民国时期取消中医之争，到近年来对于中医的各种争论，说明现代人对于中医的理解和认知还处于严重的两极分化之中。无论是支持中医还是反对中医，无论动机如何和论据为何，结果是两派之间近乎水火不容，已经难以理性讨论哪怕是最为基本的具体问题。

本书旨在为改变中医现状提出具体有效的解决方案。一言以蔽之，只有切实提升中医的临床疗效，包括但不限于前文所述的一切阻碍中医发展壮大的问题才能够迎刃而解。怎样才能提升中医的临床疗效呢？需要在宏观层面明确工作目标和学习方法，在微观层面践行切实可行的工作手段。

二、中医诊断的问题

无论中医、西医、蒙医、藏医，首先需要解决的是诊断问题。在现代医院中，众多科室主要还是在解决西医的诊断问题，而中医要不要自己的诊断（中医将诊断也称为辨证），以及要什么样的中医诊断，需要进行明确回答。

西医大夫在接诊患者时，根据患者主诉和自己的判断，开出相应的检查单，这些检查结果汇总之后，大夫根据检查结果进行诊断。当诊断依据不足时，还要依据自己的判断方向，请患者做进一步检查。直到全部的检查结果汇总之后，再以此作为依据进行最终诊断，判断患者是否生病，患什么病等等。这是西医大夫诊断的标准流程。在这套诊断中，众多的科室工作人员和现代设备为西医大夫的诊断提供帮助，而不是仅凭西医大夫个人进行单打独斗式的诊断。

中医则不然，中医大夫依据望、闻、问、切四诊收集患者的信息资料，然后据此做出诊断（辨证），整个过程均由医生独立完成，也就是说，西医需要集众人和科技设备共同之力完成诊断，而中医仅靠医生自己完成。由此可见，对于一位临床中医来说，临床诊断对其理解疾病和临床技能的要求有多高，难度有多大。这是两种医学体系所决定的，短时间内，或者说可预见的将来，这个问题都会一直存在下去。

那么，中医诊断是否是必要的？笔者无意采用空洞的语言进行解释，只选取临床中遇到的两个问题，说明中医诊断的重要性和必要性。

【例1】某女性患者，多年来一直心慌，胸闷，疲乏，睡眠不佳，食欲差，心情低落，医院检查各项指标都在正常范围之内，找到中医，中医该如何应对？

【例2】某中年男性患者，肥胖，高血压，高血脂，脂肪肝，高血糖，心脏供血不足，腰椎间盘突出，膝关节退行性病变，怕冷，遇凉风则嚏数十个，清水样鼻涕，这位患者找到中医，中医该如何应对？

临床中这样的问题十分普遍。此时，正凸显出中医诊断的重要性。在临床中，笔者将西医的各项检查指标作为望、闻、问、切四诊的延伸，并不抗拒现代高科技检测的数据，再按照中医自有的辨证（诊断）方法，判定患者的寒、热、虚、实，遵循"寒者热之，热者寒之，虚者补之，实者泻之"的原则进行治疗，往往可以取得满意的临床效果。这种满意的临床效果包含两个方面，一是患者自身的主观感受，二是现代医学检测指标的好转。

因此，笔者十分坚持中医大夫坐诊必须使用中医自己的诊断体系进行诊断，而把西医的检测作为中医四诊的延伸扩充，原因很简单，现代医学检测可以很好地解决中医四诊在疾病定位和定量方面的不足之处。

另外，脉诊是否能够诊断西医病名，也存在争议。比如，摸脉可以摸出血压的数值，血糖的数值，肿瘤的位置和大小等等，即以脉诊诊断西医疾病。如果中医大夫坐诊临床时间足够长，自然能够通过脉诊判断出一些西医病名，但是笔者坚决反对以脉诊去诊断西医疾病，原因如下：（1）性价比问题。比如血压数值，一个简单的穿戴设备就可以进行测量，但是中医需要花费十年二十年的时间才能通过脉诊进行判断。（2）范围问题。西医的疾病谱至少包含一万种以上的疾病名称，即使是西医大夫，也没有人能够把全部病名都记住，更何况中医大夫呢？

因此，笔者始终坚持：（1）中医必须有自己的诊断，并且要牢牢依靠自己的诊断方法和体系；（2）现代医学检查数据不容回避，一方面可以弥补中医四诊的不足，另一方面可以验证中医的疗效；（3）不赞成以中医脉诊去诊断西医病名，而忽略中医脉诊是中医辨证（诊断）的依据，也是治疗的依据，这个方向性的问题不容有偏。

本书重点在于明确中医诊断中的理论和方法，具有哪些优势，存在哪些不足，将优势进行集中，将不足进行改进，从理论和实践上完善中医的诊断体系，为中医诊疗奠定坚实的基础，从根本上提升中医的疗效。

三、中医的工作目标与学习方法

（一）中医的工作目标

在宏观层面，中医需要明确合理的工作目标，为提升疗效指出具体方向。

一是满足社会大众对于健康生活的现实需要，至少应包含以下三方面内容：（1）治已病。治好患者已经身患的疾病，对于当前无法根治的疾病，要能做到将疾病控制在理想状态，延缓疾病发展。（2）把"治未病"和"中医养生"从当前的文化层面落实到具体操作层面，让广大人民群众能够真正感受到中医在这个方向上的真切效果。（3）对于现代医学不可预测、不可预防的猝死问题，提供临床可验证的预测方法和应对手段。要实现上述目标，需要进一步解决中医临床诊断和治疗两个问题。

二是尽快将中医临床方法与技术进行传承。需要明确，中医传承所亟需的临床人才，不需要花费精力写论文和专著，也不需要滔滔不绝的口才去演讲，而是需要能够踏踏实实、静下心来到临床一线去实践的人，由他们去不断实践。没有实践，永远无法领会中医的核心，治病也只能停留在理论层面的推演，当前这样的例子不胜枚举。

（二）中医各阶段的学习方法

1. 第一阶段——摸索期

许多科班出身的医生和毕业生，花费了大量的时间和精力，学习了中医基础、中医诊断、中药、方剂等内容，待他们进入到临床接触患者之后才发现，以前学习的内容不知道该如何应用，因为患者是不按照书本的规定生病的。以下模拟了临床就诊的情形，患者一以感冒为主诉就诊，医生甲通过诊断进行分型选方。

医生甲："怕冷吗？"

患者一："怕冷。"——怕冷是风寒感冒或阳虚感冒。

医生甲："嗓子干吗，想喝水吗？"

患者一："嗓子干，不想喝水，喝点水之后还是干。"——咽干不欲饮，是阴虚。

医生甲："乏力吗？"

患者一："浑身没劲儿。"——乏力是气虚。

医生甲："打喷嚏，流鼻涕吗？"

患者一："有，鼻涕是黄鼻涕。"——黄鼻涕是风热感冒。

医生甲："看看舌头。"舌淡白，苔稍黄腻——舌淡白是血虚，苔黄腻是夹湿化热。

到这里，究竟是风寒还是风热，是阳虚、阴虚、气虚、血虚还是伤湿？既像又都不像。如何处方，宣肺散寒，疏风清热，温阳解表，滋阴解表，益气解表，还是养血解表？难以抉择。

再看另一例，患者二携体检报告前来就诊，BMI指数30kg/m^2，血压155/108mmHg，甘油三酯3.2mmol/L，尿酸538μmol/L，谷丙转氨酶73U/L，谷草转氨酶68U/L，胆结石，轻度脂肪肝，血糖8.1mmol/L。医生乙接诊。

医生乙："有什么不舒服吗？"

患者二："腰疼，腿发沉。"

医生乙："还有其他的吗？"

患者二："还有点流鼻涕。"

医生乙："吃的多，喝的多吗？"

患者二："感觉和以前一样。"

医生乙："有头晕心慌吗？"

患者二："没有。"

至此，问诊也就无从再问了。肥胖、高血糖、高血脂属于内分泌科，肝功能异常、胆结石属于肝胆科，腰疼属于疼痛科，流鼻涕属于变态反应科。分属于这么多科室的病，集中在一个人身上，如何诊断，如何辨证，如何处方？高血压、高血脂、肝功能异常、疼痛、高血糖、脂肪肝、鼻炎各自又有辨证分型，每一种病都有至少几个证型（如果熟悉现代中医，每一个现代医学的病名都包含若干个证型），这些病的证型如何组合在一起？中医始终强调的整体观被放在了何处？

处于这个阶段的中医医生比比皆是，并且往往与年龄、从业年限没有直接关系。这个阶段的持续时间可长可短。处于这个阶段的从业人员一般有三条出路：第一条是不断遭遇疗效不佳的打击，直到彻底转行。第二条是"当一天和尚撞一天钟"，没有方向，也没有前途，浑浑噩噩地混日子。第三条是"知耻而后勇"，希望能够找到一条出路，努力寻找方向，过程中又难免四处碰壁，有少部分人能够进入到第二阶段。

2. 第二阶段——入门期

学习中医临床，无论是医生还是中医爱好者，都应从《伤寒论》入手为佳，而非一开始就从《黄帝内经》入手。《黄帝内经》以天人相应的整体观作为指导思想，采用取象比类的思维方式，以气、阴阳、五行作为说理工具，形成高度完备、逻辑自恰的理论体系，但是偏重于文化层面。这个理论体系的价值主要在于讲理，在临床诊治方面主要集中于针灸等外治方法，重点不在中药和方剂上面。

《伤寒论》成书晚于《黄帝内经》，但与《黄帝内经》的医经派不同，《伤寒论》应当传承于另一派别，即《汤液经》的经方派。经方派与医经派起源不同，交集也不多。《伤寒论》中没有进行过多的理论说明和解释，而是直接给出方剂的使用方法，可以认为，这些方剂都是《汤液经》经方派的前人长期使用之后的经验总结。全书重点讲述方剂的使用条件、药物组成、炮制方法、服用方法和注意事项等，没有在病理和药理方面进行过多解释。张仲景将前人流传下来的临床验方按照三阴三阳的模型进行组合，将病、证、脉及方剂融为一体。因此，《伤寒论》的三阴三阳病，与《黄帝内经》十二经络的三阴三阳，以及运气学的三阴三阳都不尽相同，并且《黄帝内经》的君臣佐使理论基本上无法用于分析经方。由于经方并非来源于阴阳五行、脏腑经络学说和君臣佐使理论，因此采用八纲辨证和脏腑辨证的方法，也无法完美解读《伤寒论》的三阴三阳病，经方只是先贤经验之方的传承。

故此，本阶段应重点学习《伤寒论》原文，暂不去参考以《黄帝内经》观点解释《伤寒论》的众多注解。学习《伤寒论》既难又不难，难点在于较难理解，因为伤寒论解释性内容很少，重在讲病证脉和方剂；不难之处在于，只要记住一个方证，就能解决一类问题。如当下较为普遍的颈椎病或颈椎相关疾病，其症状为颈、肩、背的沉凉酸痛与拘紧不舒，符合"项背强几几*"的条件："31条，太阳病，项背强几几，无汗恶风者，葛根汤主之"；"14条，太阳病，项背强几几，反汗出恶风者，桂枝加葛根汤主之。"这两个条文的区别在于，如果患者汗出恶风，则用桂枝汤加葛根，如果患者无汗恶风，则在桂枝汤加葛根的基础上，再加麻黄，十分简明清晰。但是，此处延伸会发现，这两个条文都以太阳病开头，"1条，太阳之为病，脉浮，头项

---

* 几几，音 shūshū。

强痛而恶寒。"太阳病，首先是脉浮，如果不会摸脉，那么方证对应的准确度势必要大打折扣。因此，本阶段除了学习《伤寒论》的原文之外，还应开始学习脉诊。首先学习高骨定关和布指，再通过数百人次的练习，建立基本的脉感，学习按照标准格式记录脉象。对于《伤寒论》的原文学习，可以将原文顺序打乱进行重新组合，按照"病""脉""方"等进行反复拆解，务求掌握。学习完成后，本阶段的临床疗效会较第一阶段出现明显提升。

3. 第三阶段——登堂入室期

通过第二阶段的学习，初步掌握脉诊和《伤寒论》，能够快速提升临床疗效。在第三阶段，应在之前的基础上，进一步练习脉诊，学习古脉法体系的分析方法，同时反复揣摩《伤寒论》的条文，体会《伤寒论》的诊断治疗思路。

仍以颈椎病为例，在第二阶段中提到的，在"项背强几几"的桂枝加葛根汤的适应证中，到底加不加麻黄，需要采用脉诊进行确定。如果脉象为浮脉（可伴有紧脉），此时是否加麻黄，取决于无汗还是有汗。假如脉不浮反沉（可伴有细脉），此时是否还可用葛根汤？由于葛根汤属于太阳病的方剂，而脉沉细不是太阳病，而是少阴病的脉象（"281条：少阴之为病，脉微细，但欲寐"），此时如何处方？应该用合方，那么如何进行合方呢？可用葛根汤合麻黄附子细辛汤，由于脉沉细的患者多为无汗，因此可以加麻黄。如果脉沉但不细，要考虑水湿，考虑葛根汤合真武汤以温阳利水。如果脉细不沉，考虑是否增加补益类方剂，如小建中汤或炙甘草汤。可见，此时脉诊对于处方的精细程度起到决定性的作用。

再有，在症状类似的情况下，需要依靠脉诊加以区分。如患者"恶寒，身疼痛，手足寒，骨节疼，"如果没有脉象进行诊断，符合麻黄汤、大青龙汤和附子汤的适应证，有时难以抉择，但是麻黄汤和大青龙汤均为脉浮紧，而附子汤是脉沉（305条），据此可区分附子汤证，而麻黄汤和大青龙汤可以在脉浮紧的基础上，以"喘"和"烦躁"进行进一步区分。

最后，假如遇到无证可辨的情况，也需要依靠脉诊进行处置。如前述体检的案例，如果患者只有腰疼一项主诉，基本上无证可辨，那么如何改善患者的体检指标呢？方法也很简单，只要按照脉象处置即可，处方不受体检指标的束缚，反而会令体检指标出现明显改善。

在这个阶段，尚处于"为学日益"的时期，可以开始接触参研各家解读《伤寒论》的观点，但仅限于解读伤寒，暂不涉及《黄帝内经》、道家和儒家的内容。同时，可使用和提升外治方法的水平，体会并掌握各种外治方法的适应证和禁忌，学会组合应用。此时仍重在"术"的学习，筑牢根基。进入这个阶段，可以称得上是一位合格的中医临床大夫。

4. 第四阶段——集大成期

在第三阶段，经历长时间的临床摔打和磨炼之后，自然会逐步进入到第四阶段。在这个阶段，会明显体会到《伤寒论》序言中"虽未能尽愈诸病，庶可以见病知源，若能寻余所集，思过半矣"的真正含义。伤寒论的条文没有也不可能列出全部的临床疾病，尤其是两千年后的今天，现代疾病的疾病谱仍在不断扩展，但是《伤寒论》提供了一套思辨模型和范式，令医者在面对未曾见过和处置过的疾病时，能够按照这个模式和范式进行分析。如何分析？"观其脉证，知犯何逆，随证治之。"如何才能"随证治之"？如前所述，不要被现代医学的病名和指标所束缚，而应通过脉诊确定患者的体质进行整体调治。例如，粗略地说，脉洪数为湿热体质，应清热利湿，脉沉迟为寒湿体质，应温阳利湿。内服配合外治，经过1～3个月的调理，各项体检指标均会出现明显改善，或变为正常。临床上还有许多类似的问题：（1）失眠能否改善？（2）房颤能否用中药迅速转律？（3）儿童心肌炎能否用中药迅速降低心肌酶？同样的方法能否扩展到肌肉病变？（4）血小板降低导致的紫癜能否撤掉激素，用中药治愈？（5）格林-巴利综合征和脱髓鞘症能否用中药治愈？（6）冠状动脉狭窄能否用中药消除斑块？（7）过敏性鼻炎能否治愈？……不胜枚举。这些临床上的疾病，《伤寒论》不可能直接给予答案，但是如果能够学会《伤寒论》的思辨方法，则能够清楚该从哪里入手，该如何处置，实践中往往会取得满意的疗效，在不经意之间将疾病治愈。进入这个阶段，可以称得上是一位优秀的临床大夫。此时会感到豁然开朗，原来中医如此简明有效。

在这个阶段，应当及时总结：（1）可参考后文，理解古脉法体系四象体质的内涵，将复杂的临床治疗化繁为简，大幅提升整体疗效。（2）对于脉法的进一步体悟，古脉法体系是综合脉法，通过后世脉法的寸关尺定位和古脉法的分析方法，能够将病位、病性、病势直接与五脏六腑的虚实寒热进行综合。同时，还应继续读书。这个阶段可以开始读《黄帝内经》和各家学说，此时能够真正理解金元四大家和温病学说都是源于《黄帝内经》的，甚至可以找到各家的"时方"源自于《黄帝内经》中的哪些观点，还能够读懂古人是如何以天人相应的整体观为指导思想，用取象比类的思维方式，以气、阴阳、五行为说理工具去阐述人，进而扩展至解释世间万物的。

在这个阶段，在中医上的造诣，应对中医各家各派进行融合。比如，临床上常见的过敏性鼻炎，现代医学认为是不可治愈的，而脉诊显示肺脉为紧象，为肺的积寒。从整体观出发，患者的体质包括寒湿体质和虚寒体质（见后文第四部分），寒湿体质的患者，需要用小青龙汤与真武汤合方，而虚寒体质的患者，则用麻黄汤与六君子汤合方，对于肝脉细的患者需要补充肝血，对于心脉细的患者还需要加炙甘草汤化裁。为什么用六君子汤这个时方，而不用小建中汤呢？因为现代人的体检结果往往会出现血糖偏高的情况，提示为糖耐量减低或为糖尿病前期，而小建中汤中用量较大的饴糖会加重胰岛负担，这是现实情况，也是现实中"知犯何逆，随证治之"的具体体现。

另外，除了中医的学术之外，还要主动学习现代医学的知识。比如炙甘草汤的应用，《伤寒论》177条："伤寒脉结代，心动悸，炙甘草汤主之。"其适应证包含心动悸和脉结代。然而，很多儿童的病毒性心肌炎仅出现心肌酶升高，本不是炙甘草汤的适应证，但心肌炎重症会伴有心律失常（脉结代）的情况。对于心肌酶升高但不伴有心律失常，仅伴有较轻心肌炎症状的情况，笔者从30年前开始考虑能否使用炙甘草汤进行治疗。临床实践中发现，现代医学降心肌酶只能依靠能量合剂和维生素，且降酶效果并不令人满意，需要花费几个月或一年都难以恢复正常，于是笔者使用炙甘草汤进行临床尝试，取得了满意的效果，患者的心肌酶往往在一至两个星期之内就可以降至正常。这个尝试是通过现代医学对儿童病毒性心肌炎的分析和认知而来的。再如阳痿，中医对于阳痿的理解包含几个方面，一是精神因素，二是器质性原因，器质性原因又大致分为三种情况，（1）治痿独取阳明，从脾胃着手；（2）肾虚，大剂补肾；（3）肺热叶焦发为痿，从肺着手。虽然看上去辨证无误，但是临床效果并不稳定。直到西药伟哥进入市场，为中医提供了另一种思路。伟哥原本用来治疗心脏病，在治疗过程中意外发现还可以治疗阳痿。为什么会有这个作用，现代医学解剖学的解释是，阴茎由海绵体构成，当海绵体充满血液则勃起，当血液减少则疲软。在临床实践中，笔者加入补血的中药保证气血充足，加入活血化瘀的中药保证血液循环的畅通，取得了满意的临床效果。如果没有现代医学的解剖和生理研究，很难从中医理论当中发掘出这种临床分析的角度。因此在这个阶段，要"海纳百川，有容乃大"，注意学习和借鉴现代科学研究的养分。

需要指出的是，中医的研究需要以人为本，必须关注人的整体性，而不是仅仅强调"天人相应"，"天人相应"只是"人的整体性"的一个组成部分。人的整体性主要包含：（1）人是由五脏六腑四肢五官九窍组成的物质整体。（2）人的情志（心理）是整体（精、气、神）的组成部分，精神的整体性保证了人是一个社会人，不仅仅是一个生物学意义上的人。而人的精神是由五脏单独所主的情志综合而成，包含了喜、怒、忧、思、悲、恐、惊，七情太过与不及皆会损伤相应的脏腑，也就是说，五脏六腑的功能状态决定了一个人的情志状态。反过来，一个人的情志状态又会影响五脏六腑的功能，二者相互影响，相互依存，一荣俱荣，一损俱损。到了这个程度，才能达到

"集大成"的境界：（1）优秀的中医大夫必定也是调治情志（心理咨询）的高手，同时还要确保不会伤及自身。（2）对于复杂的慢性病，物质层面的调治与情志方面的调治同等重要，尤其对于癌症的早期患者，这一点尤为重要。（3）情志与身体状态是相互影响的。现代社会众多的心理问题，包括紧张、焦虑、心慌、失眠、空虚、抑郁等情志问题，不单单是心理或情志的问题，也与五脏六腑的盛衰具有密不可分的联系，调整脏腑功能，同样能够调治人的情志，这是中医具有的无可比拟的巨大优势。

在这个阶段，医者已经开始由"术"的层面进入"道"的层面，也是"为学日益，为道日损"的阶段，也是"博览群书，由博返约"的阶段，此时可以开始涉猎与"养生"有关的内容。

5. 第五阶段——返璞归真期

到达这个阶段，医家的水平应达到"知阳者知阴，知阴者知阳，知阳者，知病患何处，知阴者，知死生之期"的高度，也就是达到"治已病，防大病，知死生"的境界，既能治病，又懂养生，既能够上工治未病，又能通过中医预测学对患者的病情进行准确判定，并给出相应的解决方案。

同时，还要在中国的传统文化方面进行探索，这些内容能够在深层次对中医临床产生推动作用。比如，古人在漫长的生产生活中，如何形成了阴阳的概念，如何划分出二十四节气，如何确定四季，如何观测二十八星宿，什么是七曜，太岁与地支的关系是什么，不了解这些内容，就读不懂《黄帝内经》，更读不懂运气学的七篇大论，也就无法做出中医预测学的结构模型，这也是笔者主张不要在早期研读《黄帝内经》的根本原因。

《山海经》提出了"不死"的概念，《尚书》提出五行的概念，《周易》着重讲阴阳，而《黄帝内经》将古籍中的记载进行了融合，形成了独特的医学理论。几乎在同一时期，《难经》《神农本草经》《伤寒论》也陆续问世。中医自古就属于"方技"，既是医疗技术，又包含医疗理论，不是玄学，不是巫术，当然也不必是现代意义的科学。

中医学习的这五个阶段，是一个以术求道的过程。"道为术之灵，术为道之体，以道统术，以术得道"，"有术无道，止于术"。道有很多种文化层面的解释，那么作为中医来说，道是什么？道就是有无相生。无为万物之母，有为万物之始。比如，世上本没有这个小孩，当男人女人结合在一起的时候，自然就有了小孩，这是从无到有；当一个小生命出生后，必然要遵循生长壮老已的规律，这是从有到无。万事万物都遵循生长壮老已的规律，没有例外。既然不可逃避，那么中医存在的意义何在？"反者道之动，弱者道之用"，如果只是被动地顺应生长壮老已的规律，就只是"弱者道之用"，而中医就是要"反者道之动"，用尽一切"术"来延缓生长壮老已的过程。

在热力学中有一个著名的熵增定律，在没有外力作用下，熵只能不变或增大，绝不可能减小，最终达到熵的最大状态，也就是系统最终的混乱无序状态，即人的死亡状态。

由于熵增定律无处不在，因此生命的最终归宿就是死亡，这一点非人力可以改变。但是"熵增"的过程有快有慢，中医的目标就在于穷尽一切"方技"来使"熵增"的过程慢下来。本书所述的古脉法体系四象体质医学临床基础，也仅是"方技"的基础工具，换言之，是"术"的工具，也是"由术求道"的工具。

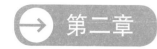

第二章

中医的门径

前文已经论述了中医学习的五个阶段，从宏观层面对中医进行正本清源，本章主要阐述中医的思维方式和诊断方法，从微观层面铺垫中医入门的路径，在微观层面，需要切实可行的工作手段。学会中医的临床"方技"并不难，难在入门时要走上正确的道路。其中中医的思维方式是将中医从玄学的误解中解脱出来，确立象思维的基础，中医的诊断利器脉诊是客观分析与临床诊断的核心方法，使临床诊断拥有实际的抓手。

一、中医的思维方式

中医的思维方式指导着中医的临床实践，为了能够真正按照中医思维进行临床工作，需要了解和建立中医的思维方式。中医的思维方式是由《黄帝内经》凝练传递的，虽然《黄帝内经》的内容包罗万象，很多章节内涵深邃，笔者也并不建议在临床工作的早期阶段就阅读《黄帝内经》，但是从《黄帝内经》中提炼出中医的思维方式，使学习者能够在入门时，就在脑海中形成一个基本框架，帮助学习者在临床过程中减少困惑，始终沿着正确的方向前进。

（一）《黄帝内经》的重要体系

1. 天人相应体系

《灵枢·邪客》曰："人与天地相应者也"，即人的身体健康是与其所处的方位（经纬度）、地势、地貌、季节、风霜雨雪的天气变化密切相关，高度一致的。比如，北方冬季常见发作疼痛和呼吸道疾病，如冬天到海南就很少发病。

2. 整体观体系

人的五脏六腑、五官九窍、四肢百骸组成一个完整的整体。这个整体是高度统一协调的，任何整体的问题都会影响到局部，而局部的问题也会影响到整体。整体观分为三个层面：一是组织结构的完整性，包括五脏六腑，四肢百骸，五官九窍。二是情志与组织结构的高度完整统一。五脏六腑各主神志，如心藏神，肺藏魄，肝藏魂，脾藏意，肾藏志。各脏所主的神志，组成一个人的完整情志，并且情志与身体的总体状态是统一的。换言之，身体状态可以影响情志，情志也可以影响身体状态，二者是完整统一，密不可分的。三是一个完整的人包含自然和社会两个属性，二者应是和谐统一的，这是人身心健康的最终表现。

（二）《黄帝内经》所用的思维方法

《黄帝内经》采用的是中国传统的思维方法，即取象比类法。《素问·五脏生成篇》曰："五脏之象可以类推"；《素问·五运行大论》曰："天地阴阳者，不以数推，以象之谓也。" 这与现代科学的线性思维完全不同，现代人难以理解中医的原因也在于此。

什么是取象比类？先哲们观察自然演化的规律，化繁为简地认识世间万物，形成的独特的思维方式，称为取象比类。取象比类绕过逻辑推理，不直接进行定义，而是通过建立不同事物的"象"之间的关系，揭示事物的本质特征。取象比类的关键在于使用人们熟悉的"象"作为喻体，通过这个"象"来认识另一种"象"，发现两个"象"之间的共性，而这种共性恰好也是另一种"象"的本质特征，通过这种方式，使人们认识和理解事物之间的关系。

古人是如何取象的？《周易·系辞下》曰："古者包牺氏之王天下也，仰则观象于天，俯则观法于地，观鸟兽之文与地之宜，近取诸身，远取诸物……以类万物之情。"又曰："见乃谓之象，像此者也。"也就是说，取象是通过观察和感知天地大自然得到的结果，而不是凭空想象杜撰出来的。

　　观察天地为什么要以"象"表述？《左传·僖公十五年》曰："物生而后有象。天垂象，地成形。"天地万物皆从无中生有，无极生太极（道生一），太极生两仪（一生二），两仪生四象（二生三），四象生八卦（三生万物）。无极状态称为无象，即大象无形的状态，类似于宇宙大爆炸之前的情形。"三生万物"后，一切物形都有了具象。

　　"象"是指天地间自然存在的一切物体，包含两个方面：一是一切肉眼可见的物象，二是一切肉眼不可见但可感知的物象。中医正是由于秉持着这种独特的象思维，才演化出了中医基础理论的核心内容——藏象学说。天有日月星辰、风雷云雨，地有山川平原、江河湖海，世间万物的形状、大小、动静、明暗、冷热各不相同。也就是说，物生后而有的"象"各具不同，如何于庞杂的万物中去认知千千万万的象，抓住其规律，或者说如何以物象为基础，通过物象之间的规律推演至天地万物。《素问》曰："天地阴阳者，不以数推，以象之谓也。"又曰："万之大，不可胜数，然其要一也。"又曰："知其要者，一言以终。不知其要，流散无穷。"世间万事是数不尽的，但是可以以"象"进行表征。于是，古人十分智慧地使用了阴阳和五行，对"象"进行表达。

　　世间万象以阴阳进行划分，分为阴性事物和阳性事物两大类。

　　那么如何确定阴阳呢？《道德经》曰："万物负阴而抱阳"，阴阳是同一事物的两个不同的方面。"阳动而阴静"，当同一事物的明亮的、热的、上升的、运动的方面占主导地位时，这个事物为阳，此时阳为显性，阴为隐性。当同一事物的黑暗的、凉的、下降的、安静的方面占主导地位时，这个事物为阴，此时阴为显性，阳为隐性。

　　用阴阳二分法界定事物，是象思维的总纲：太极生两仪，两仪生四象，阴生成少阴、太阴，阳生成少阳、太阳。四象既是春夏秋冬——春为少阳，夏为太阳，秋为少阴，冬为太阴；又是天文学四方星宿之名，也是四灵神兽之名——左青龙，右白虎，南朱雀，北玄武。而仅仅依靠这个总纲，在中医临床当中，还远远达不到应用的层次，于是医象思维的总纲又进一步演化为：二生三，即阴生成为厥阴、少阴、太阴，阳生成为少阳、阳明、太阳，也就是最常用的三阴三阳。至此，通过阴阳的层面完成了取象。

如何进行比类？简单地说，比类相当于初中数学的合并同类项，将具有相同或相似特征的"象"进行归类，此时阴阳的概念显得过于概括，无法与人体形成完善的相应。于是，古人引入了五行学说的木火土金水进行表征。五行与五脏对应，与三阴三阳对应，与时间、空间、方位、气味对应，构建了完美的人体生命模型。

（三）《黄帝内经》的说理工具

气一元论、阴阳学说和五行学说，是中国古代哲学的范畴，是用来认识和解释物质世界发生、发展和变化规律的工具，是构建中医学理论体系的基石。

1. 气一元论

气是中国古代哲学的最高范畴。古代哲学家认为，气是存在于宇宙之中的无形而运动不息的极细微物质，是宇宙万物的共同构成本原，由此形成"气一元论"。气的存在，可通过其变化运动及其产生的物质而表现出来。《素问·六节藏象论》曰："气合而有形，因变以正名。"由于气的运动变化，产生世界多种多样的有形物质，因而命名为不同的名称。

《黄帝内经》汲取了气一元论思想，把气看作宇宙的本原，天地万物皆以气为始基，气的聚合变化产生有形的万物，人也不例外，《素问·宝命全形论》曰："天地合气，命之曰人。"中医将构成和维持生命活动的各种物质，皆包含在气的范畴，《灵枢·决气》曰："人有精、气、津、液、血、脉，余意以为一气耳。"

《黄帝内经》提出了"气化"概念，说明天地之气化生万物的过程。《素问·天元纪大论》曰："在天化气，在地成形，形气相感而化生万物矣。"对于人的生命活动而言，气化是生命活动的基本形式，人体内精、气、血、津、液等物质的转化，以及人的生长壮老已也是气运动产生的气化过程。不仅如此，人体内各脏腑、经络、官窍等组织也是通过气的信息传递，相互感应而相互联系与相互影响，如"心气通于舌""肝气通于目""脾气通于口""肺气通于鼻""肾气通于耳"等。

《黄帝内经》丰富和发展了气一元论，用以阐释人的生命活动，认识健康与疾病，使之成为中医重要的理论基础。

2. 阴阳学说

阴阳学说是古人用以认识自然和解释自然变化的自然观和方法论。阴阳二气的相互作用及其运动变化，形成了事物的发生并推动着事物的发展和变化。

阴阳学说贯穿《内经》始终，如"自古通天者，生之本，本于阴阳"，说明人与自然界的关系；"阴平阳秘，精神乃治。阴阳离决，精气乃绝"，解释人体的生理和病理；"谨察阴阳所在而调之，以平为期"，用以指导诊断和治疗。《素问·宝命全形论》曰："人生有形，不离阴阳"。人体组织结构、生理功能、病机变化以及诊断治疗，皆可用阴阳概括说明。

如果阴阳失调，彼此之间的动态平衡被破坏，则会导致疾病产生。如《素问·阴阳应象大论》曰："阴胜则阳病，阳胜则阴病"，为"制约太过"；"阳虚则阴盛""阴虚则阳亢"，是"制约不及"；从而形成阴阳失调的病机变化。

人体内的阴阳二气具有自身调节的能力，在疾病过程中，人体阴阳自动恢复协调是促使病势向愈的内在机制，故《素问·调经论》曰："阴阳匀平，以充其形。九候若一，命曰平人。"

3. 五行学说

《黄帝内经》引入五行学说，用来说明人体脏腑组织的属性、生理、病理及各脏腑组织之间的相互关系，成为继阴阳学说之后，中医学基本理论的又一重要内容。

五行学说是独立于阴阳学说之外的另一种自然哲学理论，是我国古代的一种哲学思想，是以木、火、土、金、水五种物质的抽象特性及五者之间的生、克、乘、侮规律来认识世界、解释世界和探索自然规律的一种世界观和方法论。

五行学说把这五行各自特性抽象出来，构成一个固定的组合，认为事物内部运动变化及联系是五行不断运动和相互作用的结果，自然界的事物均可按照这种组合形式分成五大类，于是用"取象比类"的方法把各种事物归于水、火、木、金、土之下，并用五行之性予以阐释。如以取象比类法为四季配五行：春季，万物生长，似木之升发，故春季属木；夏季炎热，类火，故夏季归火；秋冬凉爽，呈肃杀之气，与金戈相似，故秋季属金；冬季，霜雪严凝，自然物蛰伏闭藏，如水之沉潜，于是冬季归于水；为解决四季与五行相配的问题，古人将每一季的最后18天称为长夏。人在一年四季中均需要顾护胃气，因此有脾旺四时之说，长夏自然属土。在中医中应用最为广泛的，是将整个人体划分为五脏系统时采用这个方法。在五脏中，肝属木，而肝合胆、主筋、其华在爪、开窍于目，因此可推演络绎胆、筋、爪皆属于木；同样心属火，则小肠、脉、面、舌亦属于火；脾属土，则胃、肌肉、唇、口亦属于土；肺属金，则大肠、皮肤、毛发亦属于金；肾属水，则膀胱、骨、发、耳、二阴等亦属于水。

在确定了五脏的五行配属之后，五行学说还以五脏为中心推演络绎整个人体的各种形体、官窍与功能的五行属性，将人体联系成了一个统一的有机整体。同时，还把自然之五方、五时、五气、五味以及人的五志联系在一起，从而把人与自然联成了一个整体。

总之，中医五行学说将自然事物和现象，以及人体的脏腑组织及其生理病理现象，以取象比类的方法，按照事物的不同形态、性质、作用，分别归属于木、火、土、金、水五行之中，用以阐释人体内部各种复杂联系，以及人与自然环境之间的相互关系，从而将人与自然联系成了一个以五行为中心的系统，体现了中医学的"天人相应"和"整体观"的思想。对于初学者，不建议对相关内容进行过多涉猎，简要浏览即可。

二、中医的临床诊断利器——脉诊

脉诊又称切诊，是中医最具特色的诊断方法，与望诊、闻诊、问诊并称中医四诊。医生运用手指对患者身体的某些特定部位的浅表动脉进行按切，根据脉搏应指的感觉，辨别患者的病症，了解患者的身体状况。脉诊的历史悠久，在漫长的实践历史中，得到了历代医家的高度重视，脉诊理论和临床应用也得到了长足的发展和进步，成为中医临床诊断的利器。

人体心脏的搏动推动血液在脉管中运行，脉管随心脏的跳动产生有节律的波动，从而形成脉搏。医生运用手指感受脉搏跳动传递的各种信息，也即诊察脉象。脉象受到人体气血运行与脏腑整体功能的深刻影响，自然也能够反映人体气血运行与脏腑整体功能的盛衰。医生根据脉象诊察气血运行与脏腑功能的生理状态，进行综合诊断，是中医最为重要的临床技能。

（一）脉诊是四诊合参的重中之重

四诊合参是经过长久发展而形成的中医诊断方法，四者缺一不可，互相配合。随着社会生产力的发展和时代的进步，人们的生活方式和思维方式也发生着显著的变化。在临床实践中发现，四诊之中的望诊、闻诊和问诊，都会在一定程度上受到各种因素的干扰，造成失真。

对于望诊，主要观察患者的身形、面色、舌质舌苔以及整体状况，然而，随着美容护肤以及医美的普及，患者（特别是女性患者）的面部皮肤可能接受过美容护理，患者在就诊时可能进行过化妆，或在漱口刷牙时刷掉舌苔，导致医生在望诊时，无法准确收集患者面部及舌头所反映出的基础信息，甚至得到与事实相反的结论。对于闻诊，主要诊察患者的气味与听闻患者的声音，在临床中，患者就诊时可能会涂抹各型香水，导致医生无法获得气味的有效信息。虽然患者的声音不易受到影响，基本能够反映出患者的虚实状态，但是闻诊判断虚实更多是作为其他三诊的补充依据，在临床中较少直接据此为凭。对于问诊，是当今临床医生运用最多的诊断方法，历代医家对此亦著述颇丰，张景岳提出《十问歌》影响至今；然而在临床实践中，问诊有时也可能对诊断造成较多的误导。一方面由于患者缺乏基本的医学知识或常识，对于自身症状的描述含混不清，甚至完全错误，导致患者难以准确描述自身的感受，比如，多数患者分不清腹痛和胃痛，有些患者因为紧张会遗漏重要的信息描述，还有患者会受到医生问诊的诱导回答本不存在的症状。另一方面，出于各种原因，很多患者倾向于将自身的隐私或隐疾保密，或者有选择地进行症状答复，为诊断带来了很大干扰。以上情况在临床中较为常见，由于难以对患者进行约束和规范，因此会产生失真，为诊疗带来干扰。

脉诊，在四诊之中是最为客观的。虽然也有部分因素能够影响脉象，比如大量运动后就诊，酒后、饭后、药后就诊，都会改变患者的脉象，对诊断产生影响，但是这些因素均可以通过令患者休息等待而规避，还可以通过问询患者服用哪些药物来还原本来的脉象，并且这些措施均易被患者接受。除此以外，脉象几乎不会受到其他外部因素的干扰，是四诊中客观程度最高的诊断信息。医生只要掌握了脉诊的技能和方法，就可以结合其他三诊进行最有效的临床诊断，因此脉诊是四诊合参中的重中之重。

（二）脉诊是临床诊断的判定与校验

临床诊断信息是复杂的，四诊合参的目的就是对各种诊断信息进行筛选，识别出准确有效的信息，从而为治疗提供支撑。

在四诊合参的信息出现矛盾时，脉诊可以作为判定依据。在临床中，经常出现望诊、闻诊和问诊的信息相互矛盾的情况。一方面是由于前述的原因，望诊、闻诊和问诊会受到较多外部因素的干扰，而出现失真。比如，患者本身寒湿较重，理应面尘苔腻，但由于患者化妆，又刷掉了舌苔，导致医生无法仅通过望诊获得寒湿的信息。此时，可以脉诊作为诊断的判定工具，由于脉诊不会受到患者着装打扮的干扰，通过脉诊可以判定患者的寒湿状态。另一方面，患者自身可能寒热错杂，导致在不同的身体部位同时出现寒热虚实互见的情况，导致医生无从下手。比如，对于瘦弱怕冷的年轻女性，望诊、闻诊和问诊均显示患者虚寒的信息，但是患者又生有痤疮（常被认为是热象），并以痤疮为主诉进行就诊，这时医生采用温补还是清热的治疗手段，就可能存在分歧与纠结。此时，也可以脉诊进行判定，如果脉诊显示患者整体是虚寒之象，则可判定痤疮为中焦不通导致的虚热上浮于面，治则应补虚散寒，同时运转中焦以升降气机，则虚热自除。

此外，当其他三诊完成时，脉诊还可以作为其他三诊的校验工具。在临床中，经常出现两种截然相反的情况。第一种情况是，其他三诊得出虚寒的信息，脉诊亦得出虚寒信息，两相印证，于是"脉证相符"，三诊信息通过了脉诊的校验，可直接据此处方治疗。另一种情况是，出现所谓"脉证不符"的情形，此时便有所谓"舍脉从证"或"舍证从脉"的争论。比如，临床上常见患者身形正常，面色舌象无明显异常，问询亦无明显不适，如不进行诊脉，完全可能判断患者并无疾患，但是诊脉却发现，冬季脉象一派洪数，属于明显的"脉证不符"，因此三诊信息未能通过脉诊的校验。此时，必须根据脉象进行处方。原因在于，病患的机体变化，首先在脉象上进行反映，通过一段时间的累积之后，会逐步反映到面、舌和肢体，因此脉象变化与舌面肢体的变化之间存在时间差，而脉象变化在先，自当以脉为准。再如，临床常有患者四肢逆冷，气短语微，但是脉象沉洪有力，这种"脉证不符"属于典型的真热假寒，此时亦以脉为准，清里热则外寒消，否则治为坏病。《伤寒论·平脉法》曰："脉病人不病，名曰行尸；人病脉不病，名曰内虚。"因此，临床中不存在所谓"舍脉"还是"舍证"的选择，而是以脉作为校验的准绳，以脉为准。

（三）脉诊能够揭示隐藏信息，与现代医学诊断互为补充

除了判定和校验之外，脉诊在临床中还可以揭示隐藏信息，为患者提供

更加完善的诊断结论。

临床中，常见一种患者素感身体不适，但是现代医学诊断并无异常，临床其余三诊亦未出现明显特征，因此难以诊断施治。比如，某患者主诉失眠，经过现代医学检查指标正常，无明确结论，患者的面舌肢体亦无明显的特征。失眠常见的原因包括心、肝、脾胃、肾的问题，确定病位需要依靠脉诊。通过脉诊发现，患者肝脉沉细，判定是由于肝血虚导致濡养不足而失眠，以补肝血为治则进行处方，则失眠治愈。在临床其他诊断方法无法判定病因的时候，脉诊往往可以揭示出隐藏的信息，作为现代医学诊断的补充。

另外，脉诊有时也需要现代医学作为补充，提供更为完整的诊断结果。比如，临床中患者以外感主诉就诊，但是脉诊发现患者可能有乳腺增生的情况，可提醒患者进行B超检查进行确诊，并明确增生的具体特征，据此进行进一步诊疗。当增生消退后，脉诊亦可根据脉象的变化得知增生已消，但是此时还需要患者进行B超检查进行确认。脉诊揭示出隐藏信息的同时，也需要现代医学诊断给予支持，二者互为补充。

（四）客观看待脉诊

脉诊是临床中医必备的诊断技能，虽然很多医生不依靠脉诊也能处置一些临床病症，但可以肯定的是，如果能够运用脉诊，将进一步提升疗效，并且大幅拓宽接诊的范围。但是，作为脉学研究者与脉诊应用者，对于脉诊应始终保持实事求是的态度，既要避免盲目吹捧，也要杜绝妄自菲薄。在保留脉学精华的同时，不断发现问题，解决问题，即使存在暂时解决不了的问题，也应提出、保留、传递给后人，使其不断精进并能继承弘扬，一切目的均是为了减轻患者痛苦，亦是本书写作之初衷。

1. 脉学著作卷帙浩繁，现代研究多有提升，但未命中核心

脉学从提出伊始，便为历代医家所推崇，并被广泛记述流传。有关脉学的著作浩如烟海，即使文言文功底较好的人，不用说全部理解，仅仅全部浏览一遍，亦殊为不易。由于古人无法用现代科学方法进行归纳和提炼，在卷

帙浩繁的著作以及历代为之添加的注解中，不断出现曲解乃至肆意发挥的现象，导致脉学发展始终未能形成标准化和规范化的学术范式；又由于脉学的高度实践性，加之古代交通不发达导致的有限活动半径，在临床实践上亦出现过"地方保护主义"或"家族保护主义"，即使到了高度发达的现代社会，依然存在"各家各派""各说各话"的窘境，导致脉学的发展始终处于散兵游勇的状态，无法形成合力。产生这种现象的根源，仍是没有提出适用于临床学习与应用的标准化脉学体系。

这一问题在现代的脉学研究中，亦有多位前辈同仁提出过深刻的见解，也在各自的著作和实践中分享了有益的经验，均对脉学存在的问题进行了思考，并提出相应的见解。但总体来看，各家均未能跳出后世脉法的脉学框架，导致各家的脉学理论成为后世脉法框架下的临床经验的拓展和叠加，而未能从根本上提出标准化的脉学体系，自然更未能解决后世脉法在临床中出现的难学难精的难题。本书意以此核心命题为主旨，在前人的基础上，对脉学发展进行梳理，寻找并提出具有高度标准化和可操作性的脉学体系，为临床脉诊的应用和传播建立基础。

2. 脉诊不应与其他诊断方法割裂，而应互参

脉诊的优势及重要性，前文所述已有不少，但在临床上，也要杜绝仅凭脉诊进行诊断的倾向。虽然不乏仅凭脉象开具处方的医家，但是如有多维度的诊断进行互参，更能够提升诊断的质量和准确性。

一方面，脉诊是古代医家流传下来的宝贵经验，具有极强的临床价值，但是限于古代的技术水平，在定性方面效果显著，在定量方面亦有建树，但是对于特定疾病，特别是在器质性病变的诊断方面，其精准度远不如现代医学仪器设备。比如脉诊能够诊察患者患有乳腺增生，但是对于增生的具体位置、大小、形态，只有功力极高的少数临床脉诊家能够通过脉诊进行判断，而B超可以轻松获得相关信息，并且可以直接确诊；再如脉诊能够诊察患者患有糖尿病，通过脉诊确定血糖数值也需要临床数十年的积累方可达到这个水平，但是现代医学可以轻松进行化验得到结果，并且可作为诊疗依据。因此，脉诊在发挥作用的同时，也要结合其他先进的诊断方法，相互促进。

另一方面，患者的脉象并非完全标准，即使脉诊功夫再高的医家，也需要通过问诊确认脉象反映的含义。有些脉象能够反映多种信息，究竟在这个病患身上属于哪一种，也需要问诊加以确定。此外，患者在进入诊室就诊时，医家已通过望诊大致了解了患者的部分情况，这些信息能够为脉诊提供一定的帮助，缩短诊断的周期。

3. 四诊之中，脉诊的研习难度最大，但难路方为捷径

在四诊中，望、闻、问三诊均有较为明确和清晰的标准，医生比较容易掌握，学习周期也相对较短；而脉诊，需要依靠医生的手感进行诊断，不像视觉和听觉那样直观，因此在研习时具有一定的难度，需要一定的学习周期，这对于脉诊的学习者来说是一个考验。学好脉诊无外乎两个条件，第一是有一套清楚明确的理论体系，这亦是本书写作的目标；第二是在理论的指导下，进行大量实践。实践的好处也是显而易见的，一旦量变产生了质变，这种经过反复锤炼的手感是不会轻易退步的，将能够伴随学习者一生，不断为患者造福。脉诊的学习没有诀窍，一步一个脚印，看似艰辛，实为捷径，天下之理，皆同于此。

第二部分

脉学源流及古脉法体系释义

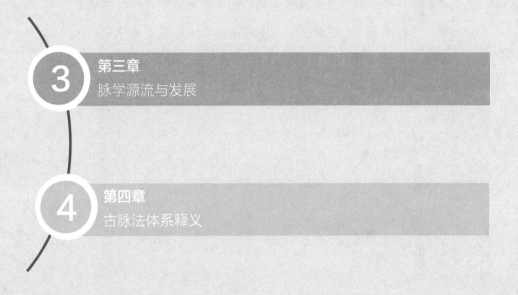

3　第三章
脉学源流与发展

4　第四章
古脉法体系释义

脉诊在中医诊断中的地位如此重要，有必要对中医脉学的源流和发展进行梳理和研究，分析古人在脉诊方面的贡献与得失，才能更好地推动脉诊进一步提升和发展。本部分第三章重在梳理脉学的源流与发展过程，从中发现古脉法与后世脉法的优势和不足，形成需要继承与改进的综合方案。第四章是在第三章的基础上，将综合方案进行细化并落地，形成并提出一套具有高度标准化和临床应用价值的脉学体系，以供学习者参阅。

→ 第三章

脉学源流与发展

脉学源远流长，因年代久远加之文献散失，其真实起源已不可考，只能从现存古籍中去寻踪觅迹，下列古籍或许能够勾勒出脉学的源流与发展轨迹。

一、《史记》记载的脉法

《史记》是由西汉史学家司马迁（公元前135年—？）撰写的中国历史上第一部纪传体通史，记载了上至上古传说中的黄帝时代，下至汉武帝共3000多年的历史。其七十列传中第四十五篇记载了《扁鹊仓公列传》，并明确提出："至今天下言脉者，扁鹊也。"

但书中并未说明扁鹊使用脉诊的方法，反而描述了扁鹊望色、问诊和成为医生的特殊机遇。

首先是扁鹊的成长。扁鹊在年轻时担任供客人食宿的招待所主管，对一位叫长桑君的客人礼遇有加，长桑君也认为扁鹊"孺子可教"。有一天，长桑君悄悄地对扁鹊说："我有密藏的医方想传给你，不要泄露出去。"扁鹊恭敬地答应了。长桑君从怀中掏出一种药给扁鹊，并告知其服药方法，又掏出全部秘方赠与扁鹊。扁鹊用草木之上的露水送服药物，30天后，就能隔墙看见墙后的人。因此扁鹊为别人看病时，能看见患者五脏六腑的病症，只因惧怕惊世骇俗，表面上佯装为患者诊脉。

再看扁鹊的"起死回生"之术。扁鹊遇虢太子死亡，问中庶子虢太子的死亡原因。中庶子说："太子气血运行没有规律，正不胜邪，突然昏倒而死。"扁鹊又问死亡时间，中庶子答道死亡还不到半天时间。扁鹊说自己能让太子复活，中庶子自然不相信。扁鹊教训中庶子："我的方法不需要给患者切脉，只要察看面色，听声音，观察患者的体态神情就能知道病因是什么，病在什么地方以及外在的表现。我决断的方法很多，不是只从一个角度看问题，如果你不信，可以进去看看太子，能听到他耳边有鸣响，能看到鼻翼翕动，能摸到阴部还是热的。因为这是尸厥，不是真正的死亡。"后来扁鹊果然救活了虢太子，留下"起死回生"的一段佳话。这里，扁鹊没有使用脉法。

最有名的是扁鹊见蔡桓公。第一次扁鹊说，您有小病在皮肤与肌肉之间，不久会深入体内，蔡桓公自然不信，以为扁鹊是个骗子。"医之好利也，欲以不病者为功。"五天后第二次见面，扁鹊说，您的病已在血脉之中，不治则会深入体内。又过五天第三次见面，扁鹊说，您的病已在肠胃之间，不治将更加深入。再过五天第四次见面，扁鹊没说话，而是扭头就跑。蔡桓公派人问他为什么跑，扁鹊说，疾病在皮肉间，在血脉中，在肠胃中，都可以用不同的方法治疗，但是进入到骨髓之后，即便是神仙也治不好了。现在疾病已进入骨髓，我不能治了。又过五天，蔡桓公发病而死。

这里扁鹊使用的是已经失传的望色之法，仍然没有记载脉法。但是在这里，扁鹊提出三个重要的思想：（1）"使圣人预知微，能使良医侍圣从之，则病可已，身可治也。"即，假使患者能够预先发现还未显露的病证，能够遇到好的医生及早诊治，那么疾病就能治好，性命就能保住。这是"上工治未病""未病先防"的具体体现。缺乏医学知识的患者，是不可能预先知道自己还没有显露的病证的，更不可能知道潜在的风险。而作为一名"高明"的医生，除了能够治疗已经出现的病恙，更应该知道患者未来的发展趋势，潜在风险和影响风险的根本因素。（2）"人之所病，疾病多，而医之所病，病道少。"普罗大众担心会患各种各样的疾病，而医生担心的是治病的方法太少，如何寻找到更多治疗和预防疾病的方法。（3）"信巫不信医者不治。"扁鹊著名的"六不治"原则把医从巫师的"祭祀、参与重大决策和掌管医药"的三大职能中剥离出来，走上独立发展的道路。

依司马迁受官刑仍不改初衷的文人傲骨，写《史记》必忠实于史料，而不会轻易杜撰。虽然在东汉班固的《汉书·艺文志》有《扁鹊内经》、《扁鹊外经》的记载，但司马迁当未见过此书。

中医史上第一次有病案记载的，见于《仓公传》。仓公，淳于意，生于公元前215年，卒年不详。年轻时喜好医术，公元前180年他再次拜公乘阳庆为师学习医术。师传与淳于意《脉书》《上下经》《五色经》《奇咳术》《揆度》《阴阳外变》《药论》《接阴阳禁书》等。

在记载的25条医案中，展示了以脉决断疑难杂症，记录了发病的症状，发病原因，能否医治，决死生的详细描述，这是历史上现存最早的脉象描述与脉理分析，现选取其中若干加以说明。

案1，男子病患头疼，诊脉后断定，八天后会吐脓血而死。

案6，男子患肺痈病、糖尿病，诊脉后断定，三日后当狂，妄起行欲走，后五日死。

案7，男子少腹疼，诊脉后断定为瘕痕，即肿瘤，三十日内死。

案12，一位健康女孩，诊脉后断定，第二年春天吐血死亡。

案18，一位女子腰背疼，恶寒发热，诊脉后断定，内寒，月经不调，发病原因是思念男人而不得。

案19，一位女子病重，很多医生认为必死无疑，诊脉后断为蛔虫病，驱虫后痊愈。

案24，一位男子生病，诊脉后断定，三年后四肢瘫痪，不能说话，死亡。

在这些病案中，虽然没有提出明确的"独取寸口"，但其分析方法明显不同于《黄帝内经》的遍诊法、十二经诊法、色脉结合法、人迎寸口诊法、尺寸诊法等，并且脉理分析与《黄帝内经》所用的原则性的脉理分析方法不同，遗憾的是，《仓公传》中所记载的脉学书籍均已不可见。

二、《黄帝内经》记载的脉法

《黄帝内经》是现存最早的中医奠基性著作，内容庞杂，应当是西汉前医家们的观点集合和当时所有先进思想、技术在医学上的反映。《黄帝内经》虽然不是脉学专著，但有专门的篇章对脉进行论述，如《脉要精微论》《三部九候论》《玉机真脏论》《平人气象论》等篇，除此之外，亦有多篇在行文中提到脉，如《五脏生成篇》《经脉论》《离合真邪论》《举痛论》《经后别论》《调经论》《刺腰痛篇》等，可见脉的重要价值。《素问·脉要精微论》中记述："切脉动静而视精明，察五色，观五脏有余不足，六腑强弱，形之盛衰，以此参伍，决死生之分。"阐明切脉观色（切诊和望诊）可以体察脏腑的强弱，以定疾病的轻重和转归的吉凶。

（一）确定正常脉象

1. 脉象与人体相适应

《素问·脉要精微论》曰："切脉动静而视精明，察五色，观五脏有余不足，六腑强弱，形之盛衰，以此参伍，决死生之分。"说明脉象与人体的各方面是相适应的。

2. 脉象与季节相适应

《素问·脉要精微论》曰："万物之外，六合之内，天地之变，阴阳之应，彼春之暖，为夏之暑，彼秋之忿，为冬之怒，四变之动脉与之上下，以春应中规，夏应中矩，秋应中衡，冬应中权。"

《平人气象论》曰："春胃微弦曰平，弦多胃少曰肝病，但弦无胃曰死；胃而有毛曰秋病，毛甚曰今病。藏真散于肝，肝藏筋膜之气也。夏胃微钩曰平，钩多胃少曰心病，但钩无胃曰死；胃而有石曰冬病，石甚曰今病。藏真通于心，心藏血脉之气也。长夏胃微弱曰平，弱多胃少曰脾病，但代无胃曰死；软弱有石曰冬病，弱甚曰今病。藏真濡于脾，脾藏肌肉之气也。

秋胃微毛曰平，毛多胃少曰肺病，但毛无胃曰死；毛而有弦曰春病，弦甚曰今病。藏真高于肺，以行荣卫阴阳也。冬胃微石曰平，石多胃少曰肾病，但石无胃曰死；石而有钩曰夏病，钩甚曰今病。藏真下于肾，肾藏骨髓之气也。"

《玉机真脏论》曰："黄帝问曰：春脉如弦，何如而弦？岐伯对曰：春脉者肝也，东方木也，万物之所以始生也，故其气来，软弱轻虚而滑，端直以长，故曰弦。""帝曰：夏脉如钩，何如而钩？岐伯曰：夏脉者心也，南方火也，万物之所以盛长也，故其气来盛去衰，故曰钩。""帝曰：秋脉如浮，何如而浮？岐伯曰：秋脉者肺也，西方金也，万物之所以收成也，故其气来，轻虚以浮，来急去散，故曰浮。""帝曰：冬脉如营，何如而营？岐伯曰：冬脉者肾也，北方水也，万物之所以合藏也，故其气来沉以搏，故曰营。"

以上均说明，脉象受到季节变化的影响，脉象与季节相适应。

3. 脉象的速率

《平人气象论》曰："人一呼脉再动，一吸脉亦再动，呼吸定息脉五动，闰以太息，命曰平人。"脉搏跳动是每一呼吸间4～5次，也即心率。

（二）脉诊时间及方法

《素问·脉要精微论》曰："诊法常以平旦，阴气未动，阳气未散，饮食未进，经脉未盛，络脉调匀，气血未乱，故乃可诊有过之脉。"脉诊的时间应为晨起醒来之时，但在目前的临床实践中并不适用。

《离合真邪论》曰："帝曰：不足者补之，奈何？岐伯曰：必先扪而循之，切而散之，推而按之，弹而怒之，抓而下之，通而取之，外引其门，以闭其神。"在这里，扪、循、切、推、按、弹、抓、通等，除理解为诊疗的手法外，也应理解为脉诊的手法。在《三部九候论》中亦有弹法的描述，而在《脉要精微论》中有推法的描述。

（三）脉象的分析方法

《素问·脉要精微论》曰："微妙在脉，不可不察，察之有纪，从阴阳始，始之有经，从五行生，生之有度，四时为宜。补泻勿失，与天地如一，得一之情，以知死生。"

1. 诊察脉象与四时不相适应的情况

《至真要大论》曰："厥阴之至脉弦，少阴之至其脉钩，太阴之至其脉沉，少阳之至大而浮，阳明之至短而涩，太阳之至大而长。"此为遍诊法之脉，不为独取寸口之脉象。此脉与《黄帝内经》其他篇幅所描述之脉不相吻合，以三阴三阳的时空分布，似显突兀，可能是传于坊间的扁鹊脉法，但分析方法依然重要："至而和则平，至而甚则病，至而反者病，至而不至者病，未至而至者病，阴阳易者危。"意思是，脉象与四时相符且脉象平和则为平，脉象太过或不及则为病，四时至而对应的脉象未至则为病，四时未至而对应的脉象至则为病，脉象混乱者则危。

2. 四塞脉

《至真要大论》曰："春不沉，夏不弦，秋不数，冬不涩"是早绝其母气，五脏不相贯通的四塞脉。说明正常脉象的变化是连贯的，逐渐转变的。

3. 察独

《三部九候论》曰："察九候，独小者病，独大者病，独疾者病，独迟者病，独热者病，独寒者病，独陷下者病。"

《黄帝内经》提出脉象分析方法，立意非常深邃，但是在后世脉学的发展中被逐渐忽视。这些分析方法，在今天依然对中医临床的诊断和实践具有非常重要的指导意义。

三、《难经》记载的脉法

《难经》，又称为《八十一难》《黄帝八十一难经》。因《伤寒杂病论》序中出现了《八十一难》的名称，因此，《难经》成书时间应在东汉张仲景的《伤寒杂病论》之前。

《难经》在脉学发展中的作用包含以下几个方面：

《难经》一难曰："十二经中皆有动脉，独取寸口以决五脏六腑死生吉凶之法，何谓也？"为什么要独取寸口？《难经》自答到："然：寸口者，脉之大会，手太阴之脉动也……寸口者，五脏六腑之所终始，故法取于寸口也。"

对于"独取寸口"，《难经本义》这样解释："手太阴又为百脉流注，朝会之始也。"《五藏别论》中："帝曰：气口何以独为五藏主？岐伯曰：胃者，水谷之海，六腑之大源也，五味入口藏于胃，以养五藏气而复见于气口也。"《灵枢》第一篇云："脉会太渊。"《玉版论》云："行奇恒之法，以太阴始。"注谓先以气口太阴之脉，定四时之正气，然后度量奇恒之气也。《经脉别论》云："肺朝百脉，"又云"气口成寸，以决死生。"合数论而观之，信知寸口，当手太阴之部，而为脉之大会明矣。此"越人立问之意，所以独取夫寸口，而后世宗之，为不易之法。"

从《难经》开始，脉学走上了"独取寸口"的发展道路，而《黄帝内经》中的遍诊法、十二经诊法逐渐被舍弃。这一转变，将脉诊从辨别病的部位转化为辨别病的性质，为张仲景将医经家的脉诊与经方家的方药进行融合提供了理论基础。

二难曰："尺寸者，脉之大要会也。从关至尺是尺内，阴之所治也；从关至鱼际是寸内，阳之所治也；故分寸为尺，分尺为寸。故阴得尺内一寸，阳得寸内九分，尺寸终始一寸九分，故曰尺寸也。"《难经》明确提出"独取寸口"的观点，长度尺寸一寸九分，并且以关为分界点，寸为阳，尺为阴。这与《黄帝内经》中的"内关""诊尺"完全不同。但是，《难经》虽然提出了"独取寸口"和"尺寸"的概念，但是尚未能分成寸、关、尺三部。

四难曰："脉有阴阳之法，何谓也？……浮者阳也，沉者阴也，故曰阴阳也。心肺俱浮……肾肝俱沉……脾者中州，故其脉在中。"以阴阳二分法分五脏，分脉象，虽然没有明确脉象与寸关尺的对应关系，但阴阳二分法仍然有很强的指导意义。

五难曰："脉有轻重，何谓也?然：初持脉如三菽之重，与皮毛相得者，肺部也。如六菽之重，与血脉相得者，心部也。如九菽之重，与肌肉相得者，脾部也。如十二菽之重，与筋平者，肝部也。按之至骨，举指来疾者，肾部也。故曰轻重也。"五难论述的指法轻重与十八难所述的浮、中、沉遥相呼应。

十八难曰："脉有三部九候，各何主之？然：三部者，寸关尺也。九候者，浮中沉也。上部法天，主胸以上至头之有疾也；中部法人，主膈以下至脐之有疾也；下部法地，主脐以下至足之有疾也。"

三部九候是遍诊法的名称和方法，《难经》虽沿用这个名称，但是把遍诊法的三部九候悄然换成了"独取寸口"的三部九候。时至今日，三部九候仍然采用《难经》的方法。

至此，《难经》对脉学的贡献可以大体概括为以下几点：

1. 提出"独取寸口"，并成为近两千年来最为主流的诊脉方法。

2. 将"三部九候"的具体方法由遍诊法向"独取寸口"进行转移，一直沿用至今。

3. 提出"脉分阴阳"，并在《伤寒杂病论》中发扬光大。

四、《伤寒论》记载的脉法

秦汉时期后的医学传承和演变脉络，影响最大的当属医经家和经方家。张仲景引用医经家的脉诊，实现了医经家与经方家的融合，并独创了三阴三阳的"病证脉并治"的模型，达到了后人无法企及的高度，以至于后世医家虽然经历了近2000年的发展，大师辈出，流派纷呈，但始终只能望其项背，无法达到《伤寒论》的高度。

（一）病证脉并治的有机结合，成为不可分割的一体

三阴三阳皆以"病证脉并治"的形式呈现：如"太阳病，脉浮，头项强痛而恶寒"明确指出，太阳病的诊断就是包括四点，（1）脉浮，（2）头痛，（3）项强，（4）恶寒，符合这四点即可诊断为太阳病。太阳病再细分为桂枝汤证（12条）和麻黄汤证（42条）。在前述四点的基础上，加上汗出和脉浮缓，即为桂枝汤的适应证：（1）脉浮缓，（2）头痛，（3）项强，（4）恶寒，（5）汗出。再如，太阳病的基础上再加无汗和身疼痛，即为麻黄汤的适应证：（1）脉浮紧，（2）头痛，（3）项强，（4）恶寒，（5）不出汗，（6）身疼痛。

从上述条文中可以明确看出，脉象不同，病证不同，治疗也不同。如果仔细揣摩《伤寒论》的条文，虽然有些条文没有明确标注出脉象，但脉象必定隐藏其间，如35条"太阳病，头痛发热，身疼腰痛，骨节疼痛，恶风无汗而喘者，麻黄汤主之。"条文未涉及脉象，但在第3条中明确提出："脉阴阳俱紧者，名为伤寒。"据此，每个条文都可以补充相关的脉象，达到病证脉治俱全的完美境界。

从三阴三阳每篇的命题和条文中，都是以脉、证、治三者相结合而诊疾论病的。尤其是每条原文中都是脉象与症状相联系，从脉象和症状来综合判断病情、诊断和治疗。因此，《伤寒论》脉法的特点是辨脉、辨证与治疗紧密结合，与《黄帝内经》侧重于理论性论脉不同，更与《脉经》之后的专门论脉迥异。

（二）脉以阴阳为纲，并与三阴三阳体系高度融合

《伤寒论》把阴阳属性纳入辨证过程，如第7条"病有发热恶寒者，发于阳也，无热恶寒者，发于阴也。"将抽象不明的阴阳概念变成在医学上具有可操作性的阴阳。

1.首先辨别脉的阴阳

辨脉法1："问曰：脉有阴阳何谓也？答曰：凡脉大浮动数滑者，此名阳

也，脉沉涩弱弦微，此名阴也。"即，凡脉象有力，较常脉有余，为阳脉。凡脉象无力，较常脉不足，为阴脉。将复杂的脉象分为阴阳两大类。

2.之后，分析脉象的阴阳

（1）以脉象的阴阳辨别证候的阴阳。辨脉法2："问曰：脉有阳结阴结者，何以别之？答曰：其脉浮而数，能食，不大便者，此为实，名曰阳结也，期十七日当剧。其脉沉而迟，不能食，身体重，大便反硬，名曰阴结也，期十四日当剧。"即，浮而数为阳结之脉，阳气盛而腑气结，故能食而不大便。沉而迟为阴结之脉，故阴气盛寒凝气滞而大便也硬。二者虽然都是"结证"，但病机不同，脉象不同，证候亦不同。

（2）以诊脉部位分阴阳。辨脉法3："阴脉不足，阳往从之，阳脉不足，阴往乘之……阳气下陷入阴中，则发热也。"即，以寸部为阳，尺部为阴，以寸尺两脉的变化诊断阴阳之不足所导致的或恶寒，或发热。

（3）以脉之沉浮分阴阳。辨脉法4："阳脉浮，阴脉弱者，则血虚，血虚则筋急也。其脉沉者，荣气微也。其脉浮，而汗出如流珠者，卫气衰也。"《伤寒论》第12条："太阳中风，阳浮而阴弱，阳浮者，热自发，阴弱者，汗自出。"即浮取为阳，沉取为阴。阳浮则卫气强，故见发热，阴弱为营气虚，故自汗出（亦有注家按照部位解释阳浮而阴弱）。

脉以阴阳为纲，可从脉象之阴阳，部位之阴阳，浮沉之阴阳辨别病之在表、在里、在气、在血、在上、在下和虚实变化，并做出病情轻重转归的判断，凡阴病见阳脉者生，阳病见阴脉者死。

3.再分析脉象的影响因素

（1）脉与四时相适应，即因时辨脉。《平脉法》35条："春弦秋浮，冬沉夏洪……肾沉心洪，肺浮肝弦，此自经常，不失铢分。"《平脉法》48、49、50条："肝者，木也，名厥阴，其脉微弦，濡弱而长，是肝脉也。""心者，火也，名少阴，其脉洪大而长，是心脉也。""肺者，金也，名太阴，其脉毛浮也。"此与《黄帝内经》《难经》无大差异。

由于四时气候不同，五脏气血盛衰随季节而变化，这种盛衰变化在脉象上也有微小的变动，这是正常的生理变化。如春主肝，其脉微弦。夏主心，其脉微洪。秋主肺，其脉微毛。冬主肾，其脉微沉。如果脉与四时不相应，太过、不及或见相克之脉象，则为病脉。

《平脉法》50条："二月得毛浮脉，何以处言至秋当死？师曰：二月之时，脉当濡弱，反得毛浮者，故知至秋死。二月肝用事，肝属木，脉应濡弱，反得毛浮脉者，是肺脉也。肺属金，金来克木，故知至秋死。他皆仿此。"二月为春生，肝气当现，应见微弦而濡弱（轻虚而滑）之肝脉，如果出现毛浮之肺脉，为金克木，肝则受其影响，在其当令之季，尚能借助其当令季节强盛之气而无大碍，到了秋季金气旺盛，肝气受克益甚，生机不能维持，所以至秋而死。这里体现的是五行的生克之法，也即五行的旺相休囚死之法。

（2）脉与体型相适应，亦可以理解为脉与体质关系的雏形。《平脉法》51条："脉肥人责浮，瘦人责沉。肥人当沉，今反浮，瘦人当浮，今反沉，故责之。"肥人皮下脂肪丰厚，脉管不易显露，故脉沉。瘦人皮下脂肪浅薄，脉管易于显露，故其脉浮。如果脉的浮沉与体型胖瘦不相符合，即是反常之脉，需查找原因。

五、《脉经》及后世脉法

（一）《脉经》记载的脉法

晋人王叔和在《内经》《难经》和《伤寒论》关于脉学论述的基础上，撰写成我国第一部脉学专著《脉经》。在《脉经》以前，古籍中记载的脉象接近100种，并且没有一套明确的命名体系和规则，存在一脉多名，一名多脉甚至各种记载之间出现矛盾错乱的问题。王叔和在前人的基础上，对脉名和脉象描述进行了统一和标准化工作，提出24种脉象的脉名与脉象（表3-1），为后世脉学的发展奠定了坚实的基础。可以说，《脉经》的出现标志着中医脉诊进入了一个全新的时代，是历史上第一次进行的脉学标准化和体系化工作。

可以认为，以《脉经》为分界线，中医脉学划分成了两个阶段，第一个阶段是以《黄帝内经》《难经》《伤寒论》及相关著作为代表的古脉法时代，这个阶段脉学的论述立意高深，并且从零开始，对脉学的出现和发展做出了开创性的贡献，但是没有建立统一的脉学体系和标准，导致后人在研习时常感困惑，难以深入理解，而《脉经》系统地将古脉法时代的碎片化知识进行梳理与整合，将散落在各章节的只言片语进行统一和标准化，为古脉法时代进行了提纲挈领式的收尾。第二个阶段是自《脉经》开始，而延续至今的后世脉法时代。这个阶段的脉学发展将在后文进行论述，一言以蔽之，后世脉法以《脉经》为宗，《脉经》成为后世脉法的开端，对中医脉学的发展影响至今。

表3-1　《脉经》确定的24种脉名与脉象

序号	脉名	脉象	序号	脉名	脉象
1	浮脉	举之有余，按之不足	13	微脉	极细而软或欲绝，若有若无
2	芤脉	浮大而软，按之中央空，两边实	14	涩脉	细而迟，往来难且散，或一止复来
3	洪脉	极大在指下	15	细脉	小大于微，常有，但细耳
4	滑脉	往来前却流利，展转替替然，与数相似	16	软脉	极软而浮、细
5	数脉	来去促急	17	弱脉	极细而沉细，按之欲绝指下
6	促脉	来去数，时一止复来	18	虚脉	迟、大而软，按之不足，隐指豁豁然空
7	弦脉	举之无有，按之如弓弦状	19	散脉	大而散。散者，气实血虚，有表无里
8	紧脉	数如切绳状	20	缓脉	去来亦迟，小駃于迟
9	沉脉	举之不足，按之有余	21	迟脉	呼吸三至，去来极迟
10	伏脉	极重指按之，着骨乃得	22	结脉	往来缓，时一止复来
11	革脉	有似沉、伏、实，大而长，微弦	23	代脉	来数中止，不能自述，因而复动。脉结者生，代者死
12	实脉	大而长，微强，按之隐指愊愊然	24	动脉	见于关上，无头尾，大如豆，厥厥然动摇

《脉经》的主要贡献包括以下几个方面：

1. 制定了脉名与脉象的规范

如前文所述，《脉经》将中医脉学带入了一个新的历史阶段。在《脉形状指下秘诀第一》中，王叔和还提出脉象相类的内容："浮与芤相类，弦与紧相类，滑与数相类，革与实相类，沉与伏相类，微与涩相类，软与弱相类，缓与迟相类"等，这个提法为后人对脉象进行分纲分类打下了基础。

2. 完成了独取寸口的理论积累

虽然《难经》第一个提出了"独取寸口"的方法，但是在技术层面仍然存在一些亟待解决的问题，比如寸关尺如何进行定位划分的问题，《难经》并未给出明确具体的答案，而《脉经》提出："从鱼际至高骨（其骨自高），却行一寸，其中名曰寸口。从寸至尺，名曰尺泽，故曰尺寸。寸后尺前，名曰关。阳出阴入，以关为界。阳出三分，阴入三分，故曰三阴三阳。阳生于尺动于寸，阴生于寸动于尺。寸主射上焦，出头及皮毛竟手。关主射中焦，腹及腰。尺主射下焦，少腹至足。"清晰地划分了寸关尺的部位和长度，完成了脉学史上突破性的理论积淀。

3. 明确了分主脏腑的问题

《脉经》第一卷"两手六脉所主五脏六腑阴阳逆顺第七"中引用《脉法赞》："心部在左手关前寸口是也，即手少阴经也，与手太阳为表里，以小肠合为腑，合于上焦名曰神庭，在龟尾下五分。肝部在左手关上是也，足厥阴经也，与足少阳为表里，以胆合为腑，合于中焦，名曰胞门，在太仓左右三寸。肾部在左手关后尺中是也，足少阴经也，与足太阳为表里，以膀胱合为腑，合于下焦，在关元左。肺部在右手关前寸口是也，手太阴经也，与手阳明为表里，以大肠合为腑，合于上焦，名曰呼吸之腑，在云门。脾部在右手关上是也，足太阴经也，与足阳明为表里，以胃合为腑，合于中焦，脾胃之间，名曰章门，在季胁前一寸半。肾部在右手关后尺中是也，足少阴经也，与足太阳为表里，以膀胱合为腑，合于下焦，在关元右左属肾，右为子户，名曰三焦。"最早明确了双手寸关尺主脏腑的方法。

虽然《脉经》对脉学发展做出了重大贡献，但是实事求是地说，《脉经》对于脉象的分析方法，脱离了古脉法的内核，逐渐抛弃了病脉证结合辨别病机的诊断方式，抛开了证与脉的联系，而将脉象与病进行了简单对应，将病证脉并治这种灵活的辨证论治方法变成了僵化的脉病对应，并被后世循为惯例，导致后世脉诊亦不注重脉证分析以探求病机，而仅把脉象作为是否与证候相符的参照而已，实为谬误。若要摆脱这个桎梏，需要回归到古脉法分析方法的内核中去。

（二）后世脉法

在《脉经》的引领之下，在后世的各个时期均涌现出了大量医家，推动了脉学的发展。毋庸讳言，后世脉法宗于《脉经》，其发展主要有如下几个特点：

1. 未能在基础理论和学术范式上突破《脉经》的框架

后世脉法的研究，主要体现在对于《脉经》的修补与完善方面，并未在理论和范式上提出具有突破性的观点。主要贡献在于脉法的普及和通俗化，如《崔氏脉诀》《濒湖脉学》《诊家正眼》等著作，均是沿袭《脉经》的框架和思路，将《脉经》较为艰涩的语言转化成为易为大众接受的歌诀等形式，虽然李时珍和李中梓将《脉经》的24脉增补为27脉和28脉，但是本质上依然在《脉经》的框架里打转。

2. 对脉象进行分纲分类的尝试

如明代张太素的清浊为纲，李中梓的浮沉迟数为纲，清代李延罡的浮沉迟数虚实为纲，本质上均是将各种脉象进行分类，各家的观点总体上大同小异。

3. 某种程度上脱离了临床实践

随着宋代理学的兴起，特别是后世儒医的出现，脉学的发展不免陷入到从书本到书本的境地，很多注家不经临床，但著作颇丰，后人特别是临床经验不足的初学者，往往难以分辨其中的沟沟坎坎。

4. 受限于《脉经》的架构

后世脉法在脉学分析方法上，亦脱离古脉法的精髓，造成脉诊疏于诊察病机，而重于脉病对应的机械式分析。同时，逐步丧失了对于常脉的解读与分析，使临床病脉的诊断失去了可供参考的基准标志。

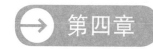

第四章

古脉法体系释义

一、古脉法体系的含义

脉学发展历经千年，于王叔和集之大成，对脉名与脉象进行了统一和规范，并由后世脉法进行了补充与完善。但是仍应看到，后世脉法无论在脉象命名规则的完备性，脉象定义的准确性，以及脉象分析方法的合理性上，仍然存在理论上的不足，以及不适用于临床的问题。对这些问题，仍应不断进行讨论，提出改进观点，从而加以提高，服务于临床。

基于此，结合古脉法与后世脉法，在历代脉学研究的基础上，笔者以常脉为基准，以十三部基础脉象为基础，以基础脉象构成的相兼脉象为核心，以特殊脉象为补充，融合古脉法与后世脉法的脉学分析方法，构建具备高度标准化与临床实用价值的古脉法体系。

需要解释的是，在古脉法体系（图4-1）中，必然会应用到后世脉法所定义的脉名、脉象与分析方法，但是与此同时，古脉法体系对于后世脉法也进行了具有一定革新意义的解构与重组，保留了后世脉法中的精华，舍弃了部分冗余，完善了后世脉法在脉象命名方面的不足，并且对后世脉法的分析方法进行了临床层面的定位与加工。同时，毫无疑问的是，后世脉法是来源于古脉法的，虽然后世脉法对古脉法进行了规范，但是古脉法作为中医脉学的源头，其价值和意义值得当代医者不断加以重视与发掘。再有，在笔者的临床工作中，在脉象分析与诊疗的过程中，是以古脉法的分析方法贯穿始终的，并且以古脉法提出的常脉作为临床诊断的参考基准，辅以后世脉法的临床分析应用。因此，以古脉法体系命名，并非扬古弃后，而是将二者的优势进行融合，溯本求源，为当代的临床诊断和应用提供参考。

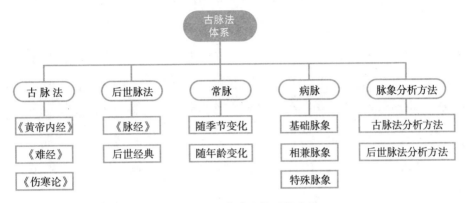

图4-1　古脉法体系的含义

二、古脉法体系的意义与价值

（一）凝练经典，将古脉法与后世脉法进行融合革新

古脉法与后世脉法在本质上是一脉相承的，但是在脉学的发展历史上，特别是以《脉经》的出现作为划分节点，使古脉法和后世脉法在传承和发展过程中，出现了一些偏误，对于脉学在临床上的应用造成了一定的影响。为纠正这些流传甚久的偏误，需要寻找古脉法与后世脉法的本意，提出二者在传承中遇到的问题，并加以解决。

古脉法体系的重要意义在于，将古脉法与后世脉法的优势进行融合，主要解决了当前脉学在临床应用方面存在的如下问题。

1. 古脉法中的常脉在临床应用中长期缺位，使医者缺少正常脉象的参考基准

古脉法对于常脉进行了丰富的记述，《黄帝内经》《伤寒》中均对于常脉（平脉）进行过详细论述，常脉作为健康人的脉象，应作为医者诊断病脉时的参考基准，也应以患者的脉象是否向常脉方向转化作为临床疗效的判定

依据。然而，在当今的临床诊断中，医者常常忽略常脉，而直接诊察病脉，这样容易将不同季节和年龄出现的常脉误当作病脉进行处理。而患者在治疗期间的脉象变化，亦应以是否向对应的季节和年龄的常脉进行转化作为病情发展的判断标准，而目前的临床诊断中，这个环节是缺失的。导致临床诊断中常脉缺位的原因主要有两点：（1）古脉法的常脉含义艰深，后世脉法的解释又显牵强。古脉法提出所谓"春弦夏洪秋毛冬石"的四季脉，但并未进行充分而详尽的解释，而后世脉法对此进行的注解多脱离临床实际，偏于望文生义，使人在临床中难以应用，或者由于临床体会与注解不同，而无所适从。（2）后世脉法及现代脉学对于常脉的理解和解释，临床价值不大。后世脉法与现代脉学对于常脉的解释为"胃、神、根"，将常脉大致简化成为"从容和缓，尺脉有根"的脉。究竟什么是从容和缓，不同年龄之人的从容和缓的脉象在指下是否是同一种感觉，并无解释，而尺脉有根并非常脉的必要条件，许多病脉同样满足尺脉有根的条件，但是注家对此亦没有合理的解释。基于此，临床上的常脉应用缺失也就不足为怪了。

在古脉法体系中，笔者根据多年临床实践的体会，结合古籍原文，将古脉法中的常脉进行了原意还原，并纠正了后世对于常脉存在的错误解释，使常脉具有了比较完备的概念体系，能够为临床诊断所真正应用，发挥其本身蕴含的丰富价值。

2. 后世脉法的脉象命名规则尚不完备

中医脉学对于脉象的命名，在《脉经》时进行了第一次规范，把古脉法中的接近100种脉名归纳提炼为24种脉名，后世脉法又在此基础上进行了增减，临床上多以后世的28脉作为诊断依据。客观地说，后世脉法具有较高的临床价值，能够通过脉象反映出患者的身体状况。但是，后世脉法在脉名的命名方面存在如下两个问题，在一定程度上妨碍了脉学的发展和延伸。

（1）缺少一套完备的脉象命名规则，导致脉名体系散乱，规范化程度不高。

每一种脉象都包含多重信息，这些信息又可被分解成为单一的脉象要素，比如脉位、脉率、脉宽、脉力、流利度等，或者说，每一种脉象都是由单一的脉象要素组合而成的。比如，后世脉法中的濡脉，本质上是由浮脉、细脉和无力脉组合而成的，而弱脉在本质上则是由沉脉、细脉和无力脉组成的。因此，对于脉象的命名，最合乎逻辑和记忆规律的命名规则应该是，首先对表征单一要素的脉象进行命名，称为基础脉象，然后再将基础脉象进行组合，称为相兼脉象，用相兼脉象表征脉象的全部信息。

而后世脉法的命名方式，并不符合上述逻辑和规则，而是与之相反。后世脉法的命名方式是，先对某种相兼脉象（或基础脉象）进行命名，然后将该相兼脉象分解为基础脉象（如为基础脉象则不分解），并以这些基础脉象为要素，对相兼脉象进行解释（如为基础脉象则直接描述特征）。这种命名体系是由基础脉象和相兼脉象并列混合而成的，如浮脉和濡脉并列，沉脉和弱脉并列，因此从根本上导致了学习者在学习脉法时找不到完备的逻辑基础和规则，只能强行记忆和背诵，即使已经将后世脉象的名称烂熟于心，但是依然找不到该体系的底层逻辑，最终云里雾里，难得其要。

在古脉法体系中，对脉象的命名规则进行了完善和改进（图4-2，图中绿色字体的为相兼脉象，黑色字体的为基础脉象），按照前文提出的命名规则，将反映单一脉象要素的脉象作为基础脉象，并将基础脉象进行组合构成相兼脉象，以表征由多种脉象要素组成的脉象。

由于相兼脉象均是由基础脉象组合而成，因此，在临床中运用古脉法体系进行诊断时，只需要记忆反映基本脉象要素的十三部基础脉象，不再需要记忆后世脉法当中的相兼脉象（如濡脉、弱脉等）的定义和解释（见表4-1），而可以直接采用基础脉象的组合进行临床诊断，如此能够大幅降低脉学体系的学习难度，更加容易掌握脉诊的技巧。

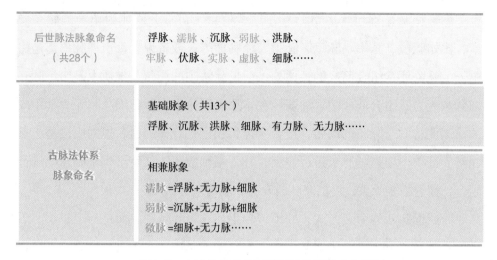

图4-2　古脉法体系与后世脉法体系的命名规则

表4-1　部分后世脉法脉象与古脉法体系的相兼脉象

后世脉法脉象	古脉法体系的相兼脉象
濡脉	浮、细、无力
弱脉	沉、细、无力
牢脉	沉、洪、有力
微脉	细、无力
虚脉	迟、洪、无力
实脉	洪、有力

（2）后世脉法的命名体系无法全面反映临床中遇到的脉象特征（表4-2）。

由于后世脉法的脉名只有28个，因此许多临床上常见的脉象在后世脉法当中均没有对应的脉名。对于某些脉象，只要有一个脉象要素发生变化，就缺少后世脉法对应的脉名，更不用说其所对应的临床意义。以弱脉和濡脉为例，弱脉在古脉法体系中可由"沉、细、无力"的相兼脉象进行表征，如果将脉象要素变为"浮、细、无力"，则为濡脉，如果将脉象要素变为"沉、洪、无力"或者"沉、细、有力"，则缺少对应的脉名。同理，濡脉在古脉法体系中可由"浮、细、无力"的相兼脉象进行表征，如果将脉象要素变为"沉、细、无力"，则为弱脉，如果将脉象要素变为"浮、洪、无力"或者"浮、细、有力"，也缺少对应的脉名。而在临床中，这些变化之后的相兼脉象也很常见。如果仅依靠后世脉法的描述，就不可能对这类没有记载的脉象进行分析。

表4-2　后世脉法无法全面反映临床脉象特征（以弱脉和濡脉为例）

后世脉法	古脉法体系
弱脉	沉、细、无力
无对应脉名和临床意义	沉、洪、无力
无对应脉名和临床意义	沉、细、有力
濡脉	浮、细、无力
无对应脉名和临床意义	浮、洪、无力
无对应脉名和临床意义	浮、细、有力

古脉法体系解决了这个问题。通过基础脉象的组合，几乎可以将临床上可能出现的全部脉象进行穷举，从而得到对应的相兼脉象。事实上，临床上出现的脉象数量较为庞大，不可能按照后世脉法的命名规则一一进行命名，也没有必要一一进行命名，因此在实践中，采用古脉法体系的基础脉象和相兼脉象的分析框架，能够化繁为简，大幅拓展临床脉诊的脉象信息收集范围和谱系，从而为进行准确的诊断提供坚实的基础。

3. 后世脉法的脉名体系需要进行取舍和优化

后世脉法的28脉体系，除命名规则需要改进以外，其脉名体系也需要进行取舍调整，对那些具有临床意义的脉象应予保留，对于某些本质一致而程度不同的脉象，应进行归类转化，对相兼脉象则应进行拆分，而对那些临床意义不大的脉象则应予舍弃，具体见表4-3。

表4-3　后世脉法脉名体系的优化与取舍

| 后世脉法28脉 | | | 古脉法体系 | | |
序号	名称	优化取舍	基础脉	相兼脉	特殊脉
1	浮脉	保留	浮脉		
2	沉脉	保留	沉脉		
3	洪脉	保留	洪脉		
4	细脉	保留	细脉		
5	数脉	保留	数脉		
6	迟脉	保留	迟脉		
7	滑脉	保留	滑脉		
8	涩脉	保留	涩脉		
9	弦脉	保留	弦脉		
10	紧脉	保留	紧脉		
11	结脉	保留			结脉
12	代脉	保留			代脉
13	促脉	保留			促脉
14	伏脉	转化	极沉脉		
15	缓脉	转化	稍迟脉		
16	疾脉	转化	极数脉		
17	濡脉	拆解		浮脉、细脉、无力脉	
18	弱脉	拆解		沉脉、细脉、无力脉	
19	牢脉	拆解		沉脉、洪脉、有力脉、弦脉	
20	微脉	拆解		细脉、无力脉	
21	虚脉	拆解		迟脉、洪脉、无力脉	
22	实脉	拆解		洪脉、有力脉	
23	短脉	舍弃	临床意义不大，不予保留		
24	长脉	舍弃	临床意义不大，不予保留		
25	动脉	舍弃	临床意义不大，不予保留		
26	芤脉	舍弃	常见于大出血的情况，现代已不必依靠芤脉诊断大出血		
27	革脉	舍弃	常见于亡血失精，现代已不必依靠革脉诊断亡血失精		
28	散脉	舍弃	常见于临终状态，现代已不必依靠散脉进行诊断		

其中，浮脉、沉脉、洪脉、细脉、数脉、迟脉、滑脉、涩脉、弦脉和紧脉，均进行保留，成为古脉法体系中的基础脉；结脉、代脉和促脉，均进行保留，成为古脉法体系中的特殊脉；伏脉、缓脉和疾脉均可转化为不同程度的基础脉，如伏脉转化为极沉脉，缓脉转化为稍迟脉，疾脉转化为极数脉；濡脉、弱脉、牢脉、微脉、虚脉和实脉，均可拆解为由基础脉构成的相兼脉，原脉名不必记忆；短脉、长脉、动脉、芤脉、革脉和散脉，则由于在当今的临床诊断中，或由于临床意义不大，或由于诊断手段提升不再使用，均应进行舍弃。

4. 后世脉法的脉象定义不尽明确，需要进行进一步完善

后世脉法对于脉象的定义方法，也存在不尽明确的问题。主要存在两方面的不足：

（1）后世脉法倾向于通过比喻等方式对脉象特征进行描述，定义不甚明确清晰。

古人对脉象的描述大多如下，如浮脉的"如水漂木，如鱼在波"，沉脉的"如石沉底"等，这种定义方法不太适应现代临床的发展和应用要求，在导致"指下难明"问题的同时，还容易导致脉象之间的对比含混不清。比如，在洪脉、实脉和大脉的区分上，三者都具有脉体宽大的特征，但是大脉的脉势没有汹涌之势，而实脉和洪脉均为充实有力，并且实脉描述为"应指有力，来去俱盛"，而洪脉则是"波涛汹涌，来盛去衰"。三者在描述上看似进行了区分，而在实际临床工作中，除了脉体宽大和有力是较为容易识别的特征之外，所谓"没有汹涌之势""来去俱盛"和"来盛去衰"是难以进行识别的，造成这三种脉象难以按照古人的描述进行区分。

为解决这个问题，古脉法体系对于脉象采用更为精准的方式进行定义，如洪脉的定义就是"脉体宽大，没有其他因素的参与"；有力脉的定义就是"脉搏跳动力强，较常脉有余"；无力脉的定义就是"脉搏跳动力弱，较常脉不足"。通过古脉法体系进行定义，能够非常清晰地区分出洪脉、实脉和大脉，洪脉就是脉体宽大的基础脉象，实脉就是洪脉与有力脉组成的相兼脉象，大脉就是洪脉与无力脉组成的相兼脉象，如此解决后世脉法对于脉象定义含混不清的问题。

（2）后世脉法的脉象归类体系初衷正确，但结果不尽合理。

为了实现体系化，后世脉法也进行了有益的尝试，通过比类法对具有相似特征的脉象进行归类和鉴别。比类法首先将28脉进行归类，形成浮、沉、迟、数、虚、实等六大类（表4-4），在六大类脉象的基础上，再进一步进行辨别。比如，浮脉类的脉象包括浮脉、濡脉、洪脉、芤脉、革脉和散脉，在浮脉这个大类的基础上，再对属于浮脉类的上述脉象进行进一步鉴别。这种归类方法固然可以将28脉进行体系化，通过合并同类项的方式，尽量减少各组脉象相互之间的交叉重叠问题，但是问题也十分突出，主要表现在归类的结果不合理。比如，在浮脉的大类中，包含洪脉，在迟脉的大类中，包含涩脉，在虚脉的大类中，包含细脉。凡此种种，均与临床实际不符，形成了一种机械式的"为了归类而归类"的局面，造成理论和实践的脱节。

表4-4　后世脉法28脉的归类体系

浮脉类	浮脉、洪脉、濡脉、芤脉、革脉、散脉
沉脉类	沉脉、伏脉、牢脉、弱脉
迟脉类	迟脉、结脉、涩脉、缓脉
数脉类	动脉、数脉、疾脉、促脉
虚脉类	虚脉、细脉、微脉、代脉、短脉
实脉类	实脉、紧脉、长脉、滑脉、弦脉

再有，从结果上看，古人将均具有"脉细如线"特征的细脉、微脉、弱脉和濡脉，分别归类到虚脉类、沉脉类和浮脉类之中。这种归类结果，让原本具有相同特征的脉象，反而不属于同一归类，而是被人为地打散到了不同

的归类之中，这种结果显然违背了归类的初衷，更容易造成混淆。

造成这种结果的根本原因在于，后世脉法的脉象体系不具备完善的命名逻辑，将基础脉象和相兼脉象混为一谈，后人只能在28脉之中不断打转，对这种"先天不足"的脉名样本进行"自上而下"的归类，不管以哪一种脉象要素作为归类的切入点，结果都不会尽如人意。

而古脉法体系在后世脉法的基础上，对基础脉象进行了重新梳理和定义，形成了由单一因素构成的基础脉象，彼此之间不存在重叠和交叉因素。以基础脉象为基础，由基础脉象进行组合构成相兼脉象，形成"自下而上"的命名体系，不需要再进行二次归类，既实现了对于基础脉象的清晰定义，又规避了脉象归类的主观性和重叠性。

5. 脉象分析方法逐步退化，古脉法的分析内核逐渐丢失，后世脉法的应用逐渐僵化

在准确诊察脉象之后，还需要能够清晰明确地分析脉象所表达的含义，以此作为治疗处方的基础。在脉象分析方法方面，由于历史传承的分野，古脉法的分析方法与后世脉法的分析方法之间差异较大，后世脉法并未能够将古脉法的分析内核应用在临床诊断之中，造成古脉法和后世脉法在脉象分析方法上的割裂，并对临床诊断造成了一定程度的干扰和拖累。

古脉法的脉象分析方法，主要包括整体分析法、察独和运气脉。其中，整体分析法是以常脉为基础，将患者的脉象与常脉进行对比，确定患者是否呈现出病脉，再以病脉为基础，判断脉象的临床意义，如此可以从总体上把握住患者的年龄、性别、体质的不同以及季节变化对于脉象的整体影响，使诊断更为精确。察独，是诊察左右寸关尺六部脉的脉象，寻找六部脉象之中独有的病脉，所谓"独小者病，独大者病，独疾者病，独迟者病。"虽然《黄帝内经》论述察独的部分，是对于三部九候诊法进行的说明，但是对于"独取寸口"的诊脉方法依然适用。运气脉，是根据五运六气结合患者的脉象进行的一种中医运气学的预测和诊断，相关内容较为艰涩。在脉诊的发展

过程中，古脉法的分析内核逐渐丢失，整体分析法、察独和运气脉在后世脉法的著作中几乎未有提及，在当今的临床工作中，古脉法的分析方法也不再被应用。

后世脉法的脉象分析方法，自《脉经》后，逐渐形成了以脉象主病的分析方式。这种直接对应的方法，使脉象分析失去了应有的灵活性。医生在临床时诊察到某种脉象后，要通过问诊将这种脉象所对应的全部病证一一进行核实，既容易遗漏，也可能受到患者回答的诱导，因此这种脉象分析方法在临床诊断和治疗中并不十分适用。然而，这种方法在医生与患者进行沟通交流时却十分有益，如果医生能够通过脉诊分析出患者的不适之处，就能有效提升患者的就诊信心，提高患者的就诊体验。因此，以脉象主病的分析方式可应用于与患者沟通交流之用。此外，后世脉法将左右寸关尺与脏腑进行了对应，实现了通过脉诊将病位定位至脏腑的突破，极大提升了临床诊断的准确性。

古脉法体系对古脉法与后世脉法的脉象分析方法进行了扬长避短式的融合，吸收了古脉法的分析内核，运用整体分析法、察独和运气脉的方法，继承了后世脉法关于脉诊定位脏腑的方法。同时，对于后世脉法中以脉象主病的方法，将其从诊断的属性定位为与患者沟通交流的方法，如此既能够提升临床诊断的准确性，又能提升患者的就诊体验。

（二）建立高度标准化的古脉法体系

脉学能够传承至今，依靠的不仅仅是优异的临床疗效，更深层的原因是，经过历代医家的不断努力，脉学具备了一定程度的标准化特征，使理论体系和技能实践能够被后人广泛学习，并能够加以应用。当然，如前文所述，这种标准化还处于"地方保护主义"之下"各说各话"的散兵游勇状态，这种局面应进一步加以提高和完善。

古脉法体系的价值，除了前文对古脉法和后世脉法的精髓进行继承，与对二者存在的问题进行完善之外，更为重要的是，搭建了高度标准化的脉学体系，只有达到了这个高度，才能使中医脉学更好地传承下去。

为搭建高度标准化的古脉法体系，需要实现四个方面的目标：

1. 通过科学的命名体系，构建简便全面的脉名体系

古脉法体系以常脉为基准，以基础脉象为基础，以基础脉象构成的相兼脉象为核心，以特殊脉象为补充，恢复和完善了古脉法的常脉体系，改进了后世脉法28脉的命名体系，大幅提升了脉学命名体系的标准化程度。

2. 完善基础脉象的定义体系，更易为临床医生掌握

古脉法体系重新梳理和完善了基础脉象的定义，将基础脉象还原为单一因素，再由基础脉象构成相兼脉象，通过叠加基础脉象的临床意义，完成临床脉象的诊断分析。如此，既能降低脉学学习的难度，又将脉学的研究范围从28脉拓宽到了全部脉象。

3. 对脉象分析方法进行融合，并实现应用层面的准确定位

古脉法体系将古脉法与后世脉法的分析方法进行了融合，以古脉法的分析方法作为临床诊断方法，以后世脉法的脏腑定位确定病位，以后世脉法以脉主病作为与患者沟通交流的方式，既满足了临床诊断所需的准确性，又实现了后世脉法在临床工作中的定位，实现了古为今用和扬长避短的效果。

4. 实现千人一脉，诊断互认的最终目标

中医诊断最大的问题在于千人千面。对于同一位患者，不同的医生会给出不同的诊断结论，进而采用不同的处方进行治疗，很大程度上影响了临床疗效。造成这个局面的原因，主要是缺少标准化的诊断方法，而脉诊的标准化能够解决这个难题。古脉法体系的学习者最终可以达到，对于同一位患者能够给出相同的脉诊结论，在此基础上，医生之间可以直接对脉诊结果进行互认，并据此处方，使中医真正实现诊断的标准化，而能够为现代大众所接受。

除本书中所涉及的内容以外，我的【张玉林中医工作室】也在通过更多样的方式不断强化古脉法体系的学术内容，目标都是为了将古脉法体系更加标准化，从而可以便捷、准确、高效地传承给更多中医人。

第三部分

古脉法体系解析

5 第五章
古脉法体系的诊脉部位

6 第六章
古脉法体系的病脉脉象及临床意义

7 第七章
古脉法体系常脉脉象及临床意义

8 第八章
古脉法体系脉象分析方法

古脉法体系以常脉为基准，以十三部基础脉象为基础，以基础脉象构成的相兼脉象为核心，以特殊脉象为补充，形成了一套逻辑清晰、体系完备的脉学体系。在临床脉象分析上，以古脉法的分析方法为内核，以后世脉法的分析方法为依托。本部分主要介绍古脉法体系中，病脉、常脉、特殊脉的脉象与临床意义，以及脉象分析的方法。其中，病脉包含基础脉象、相兼脉象和特殊脉象，主要介绍定义、内涵和临床意义；常脉主要介绍如何依据年龄和季节判定常脉的特征，并对历代解读进行修正；脉象分析方法主要介绍古脉法的分析内核，对后世脉法的分析方法进行应用定位，关于后世脉法主病的细节在基础脉象章节中一并介绍。

病脉是临床的常态，能够反映患者的身体状态出现了何种偏颇，在哪个部位出现了寒热虚实的病理反应，只有掌握了病脉，才能真正做出全面准确的临床诊断。常脉在临床中并不常见，即使无需就诊的平常人，因为工作生活的劳损，也不一定能够拥有常脉的脉象。常脉为病脉提供基准，是临床治疗的终极目标，诊察病脉是否向常脉的方向变化，可以判断病情是否向愈。因此，临床上也必须掌握常脉作为诊断的基准。特殊脉在临床中较为常见，具有"一诊即中"的诊断效果，是古脉法体系中的重要补充。

→ 第五章

古脉法体系的诊脉部位

古脉法体系的诊脉部位，沿袭了《难经》与后世脉法的寸口诊法，详细的寸关尺划分可参第五部分相关内容，本章主要介绍寸口分候脏腑的内容。

寸关尺分候脏腑，自《难经》开始已有记载，后世脉法对此不断进行丰富和补充，包括《脉经》《景岳全书》《医宗金鉴》等，对寸口与脏腑相应有不同的看法。笔者借鉴后世脉法的对应关系，应用于临床，取得了满意的临床效果（表5-1）。虽然目前从机理上并不能将这种对应关系完全解释清楚，但是这并不妨碍在临床中进行有效实践。有关机理问题，期待同仁们继续努力加以研究。

表5-1 古脉法体系的寸口分候脏腑

	左	右
寸	心	肺
关	肝胆	脾胃
尺	肾	肾

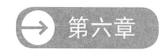

第六章

古脉法体系的病脉脉象及临床意义

古脉法体系的病脉以十三部基础脉象为基础，以基础脉象构成的相兼脉象为核心，以特殊脉象为补充（图6-1）。

十三部基础脉象涵盖了"位数形势"的基本特征，定义清晰，基本均由单一因素组成，诊脉者在临床学习过程中可以比较容易就掌握了。同时，十三部基础脉象临床意义明确，能够帮助诊脉者在临床中直接通过脉象进行病理判定。

相兼脉象是由基础脉象组合而成的。临床上，诊脉者获得的大都是相兼脉象的信息，只有能够将相兼脉象还原成为基础脉象，才能根据基础脉象的临床意义组合成为相兼脉象的临床诊断信息。

特殊脉象是在临床实践中遇到的具有特殊意义的脉象，能够帮助临床分析和处方，掌握这些特殊脉象，能够帮助诊脉者在临床中快速精准地进行诊断。

一、古脉法体系十三部基础脉象及临床意义

十三部基础脉象，分别体现了脉象的"位数形势"等信息，结合历代脉法的经验，再结合临床实践，以浮脉、沉脉、数脉、迟脉、洪脉、细脉、滑脉、涩脉、有力脉、无力脉、弦脉、紧脉、硬脉作为十三部基础脉象（表6-1）。其中，按脉位划分为浮脉和沉脉，按至数划分为数脉和迟脉，按脉形划分为洪脉和细脉，按脉势划分为有力脉、无力脉、弦脉、紧脉和硬脉。

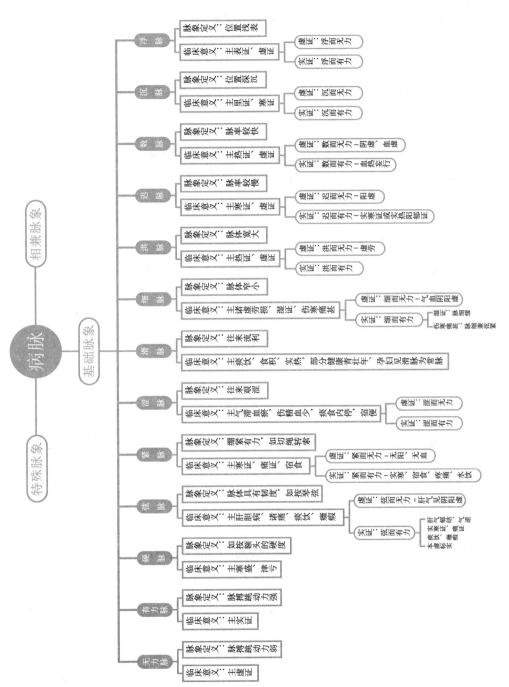

图6-1 古脉法体系基础脉象思维导图

表6-1　古脉法体系十三部基础脉象

脉位	至数	脉形	脉势		
浮	数	洪	滑	有力	弦、紧、硬
沉	迟	细	涩	无力	

（一）基础脉象及临床意义

1. 浮脉

定义：浮脉是脉的位置浅表，是单一因素脉，没有其他因素参与。

《黄帝内经》最早提出浮脉的概念，《素问·五脏生成篇》曰："夫脉之大小滑涩浮沉，可以指别。"《黄帝内经》《难经》往往将浮毛并用或互称，但同时两书又只在描述季节脉时使用毛的名称，其余篇幅不再称毛。

《素问·平人气象论》将浮与毛并称："平肺脉来，厌厌聂聂，如落榆荚，曰肺平，秋以胃气为本；病肺脉来，不上不下，如循鸡羽，曰肺病；死肺脉来，如物之浮，如风吹毛，曰肺死。"

《素问·玉机真脏论》只用浮而不用毛："秋脉如浮……其气来轻虚以浮，来急去散，故曰浮。"

《难经·十五难》用毛指代季节脉："经言春脉弦，夏脉钩，秋脉毛，冬脉石，是王脉耶？将病脉也。然：弦、钩、毛、石者，四时之脉也。""秋脉毛者，肺西方金也，万物之所终，草木华叶，皆秋而落，其枝独在，若毫毛也。故其脉之来，轻虚以浮，故曰毛。"

《脉经》定义浮脉："举之有余，按之不足。"这种形容是恰当的，并得到众多后世医家的认可。

《诊宗三昧》说："下指即显浮象，按之稍减而不空。"与《脉经》的定义相互参照较为合理。

历代脉学研究解析与勘误：

（1）关于比喻的描述。《黄帝内经》《难经》所指出的"如鱼之游，有落榆荚，如循鸡羽，如物之浮，如风吹毛"及后世医家的"如水漂木"等，往往令没有生活体验的现代人感到难以体会，故弃而不用。

（2）浮脉的位置。《黄帝内经》在皮，《难经》在肉上行，后世脉学的"在皮肤血脉之间，在肌肉之上""皮肤之上""皮肤上得之""浮于肤上""浮在皮毛""浮于肌肤之间"等，都是概括形容脉象的位置浅表，易于摸到，并不是当今现代医学解剖学意义的概念。

（3）浮脉关于病脉与常脉的鉴别。《医学探骊》说："轻手可得，瘦人肌肤甚薄，其脉多浮，入之脉亦有自行于皮肤间者，不可即作病脉论。"结合体型与体质，区分病脉和常脉，是分析一个人常脉时所需要注意的。"瘦人责沉，肥人责浮。"另外，还要注意六阳脉与六阴脉的问题，这是一种先天的常脉，而不是病脉，即六部脉都是阳脉或者阴脉，但个人健康无恙。

（4）不当的修饰用语或条件，造成概念不清。①《濒湖脉学》说："……如捻葱叶"易与芤脉相混淆，当为浮芤相兼。②《诊宗三昧》说："下指即显浮象，"相当于没有解释，《医学心悟》说："浮，不沉也。"亦是没有意义。③《脉诀刊误》说："如太过曰浮，即曰举之有余矣。如何而太过？曰太过则浮洪浮紧浮弦之象，如何诊之？"《脉诀刊误》对《脉诀》的"太过曰浮"批评准确，此处之太过，当为相兼脉而不为浮脉。④《察病指南》说："以手按之虚散"，《古今医统》说："浮有按无，无根之喻。"这混淆了浮脉与无根脉的界限，当为虚阳浮越形成的浮而无力的相兼脉。⑤《诊宗三昧》说："举之泛泛而流利"是将浮脉与滑脉相混淆，当为浮滑脉相兼。⑥《丹溪手镜》说："浮脉，虚也。"此处的虚不是虚脉，应为虚证。

临床意义：浮脉主表证，虚证，也可见于虚阳外越。

后世脉法对于脉象的分析主要依靠脉与病的对应（下同），浮脉的主病见表6-2。

表6-2　浮脉的主病

浮脉	左	右	出处
寸	中风、发热、头痛、鼻塞、风寒聚在胸		《脉经》《濒湖脉学》《诊家正眼》
	伤风、发热、头痛、目眩	胸满气短、咳嗽痰多	《脉学阐微》
关	腹部胀满不欲食、胃空虚、土衰木旺		《脉经》《濒湖脉学》
	恶心厌食、烦闷、腹胀肋胀	腹满不欲食、灼心胃痛	《脉学阐微》
	风在中焦、腹胀不宁	风痰在膈、中满不食	《脉经》《脉诀汇编》《诊家正眼》
尺	大小便不通、风水		《脉经》《濒湖脉学》《古今医统》
	小便干涩淋痛、下肢肿痛	淋浊便血、关节肿痛	《脉学阐微》

2. 沉脉

定义：沉脉是脉的位置深沉，是单一因素脉，没有其他因素参与。

诊脉时有浮、中、沉取，中间部位不作为病脉，只有浮、沉作为病脉。

《黄帝内经》最早提出沉脉的名称，《黄帝内经》《难经》往往将沉石并称，后来除去在季节脉中仍用"冬石"外，石脉的名称已不再使用，但是在四季脉中，石脉的描述却不甚了了。《素问·平人气象论》曰："冬胃微石曰平，石多胃少曰肾病，但石无胃曰病。"这里肯定了冬天的是石脉，是肾病（石多胃少），但同样是《素问·平人气象论》中又曰："平肾脉来，喘喘累累如钩，按之而紧，曰肾平。冬以胃气为本，病肾脉来，如引葛，按之益坚，曰肾病。死肾脉来，发如夺索，辟辟如弹石，曰肾死。"而在《素问·玉机真脏论》中描述为："冬脉如营，何如而营？岐伯曰：冬脉者肾也。北方水也。万物之所以合藏也，故其气来沉以搏，故曰营，反此者病。帝曰：何如而反？岐伯曰：其气来如弹石者，此谓太过，病在外，其去如数者，此谓不及，病在中。"《难经·十五难》亦曰："冬脉石，反者为病，何谓反？然：其气来太强，是谓太过。病在外，气来虚微，是谓不及，病在内。脉来上大下兑，濡滑如雀之喙曰平，啄啄连属，其中微曲曰病，来如解索，去如弹石者死。冬脉微石曰平，石多胃少曰病，但石无胃气曰死，冬以胃气为本。"

可以看出，石脉、沉脉、冬脉、肾脉的描述不尽一致，尽管它们是同一种脉，只是名称不同而已。《脉经》定义沉脉为"举之不足，按之有余"，与浮脉相对应。沉脉脉位深，在下，此说较为合理，并得到众多后世医家的推崇。

《医学探骊》说："沉脉亦以部位言。"至此，沉脉的定义是脉位深沉，没有其他因素的参与。

历代脉学研究解析与勘误：

（1）关于沉脉的位置

①"如石投水"说。有向下沉潜的脉位和石头沉底的明显脉形——石硬。《濒湖脉学》说："如石投水，必沉其底。"《医家真传》说："如石下沉。"《脉法统宗》说："如石坠水。"《三指禅》说："如石沉水底。"《脉如》说："如石沉水，必极其底。"都指沉脉的位置在下（笔者注：石，既有其位置在下的一面，还有石头硬的一面。毛脉与石脉均在四季常脉中进行详解）。

②筋骨肌肉下说。《脉诀》说："按之至骨。"《脉诀刊误》说："在肌肉之下。"《濒湖脉学》说："重按至筋骨方得。"《脉语》说："沉自肌肉之下得之。"上述肌肉下、筋骨间、按之至骨都是形容脉的位置在下，不是现代医学解剖学的概念。

（2）关于沉脉的诊脉手法

《脉经》说："一曰重按乃得。"《医灯续焰》说："非重按不可得，更有深深在下之势。《脉经》所谓'举之不足，按之有余'是也。"即诊沉脉需用重取手法。重取手法亦见于《难经·五难》："然：初持脉，如三菽之重，与皮毛相得者，肺部也。如六菽之重，与血脉相得者，心部也。如九菽之重，与肌肉相得者,脾部也。如十二菽之重,与筋平者,肝部也。按之至骨,举指来发者,肾部也(笔者注:沉脉)。"虽然是以浮、中、沉候五脏,但肾脉之沉按至骨是正确的。

(3)不当的修饰或条件,造成概念不清

①《三指禅》说:"沉居筋骨,着骨推筋方得。"此不为沉脉,而为伏脉。

②《伤寒论·平脉法》说:"迟缓相搏名曰沉。"此沉非沉脉,当指脉证的性质,况且彼时的迟缓也未必是现在的迟脉和缓脉。

③《脉诀》说:"状如烂绵",《脉诀刊误》说:"烂绵乃弱脉,非沉也。"

④《脉如》说:"按之愈实,"与实脉相混淆。

⑤《崔氏脉诀》说:"隐隐约约,微渺难寻。"如果连沉脉这样清晰的脉都微渺难寻,那么代脉、微脉、散脉就更加难寻了。

综上所述,沉脉只是位置深沉。沉脉指感为重取乃见,举之不足,按之有余。沉脉所在的位置是浮、中、沉中的沉位,而非极沉、沉至筋骨乃至着骨推筋的位置,这种位置应为伏脉,故此,沉脉的位置并非在最底层。

同一时间,在同一部位,沉脉不与浮脉相兼。

临床意义:沉脉主里证,主寒证。

沉脉的主病见表6-3。

3. **数脉**

定义:数脉为脉率较快的脉,为一息六至及以上(约85次/分钟),只有脉搏跳动快一个因素,没有其他因素参与。

历代脉学研究解析与勘误:

《黄帝内经》和《难经》中已有数脉的名称,但是没有明确的规范,只是从原则上规定了按呼吸次数测定脉跳次数的方法,比如在《素问·平人气象论》中:"人一呼脉三动,一吸脉三动而躁。"

表6-3 沉脉的主病

沉脉		左	右	出处
寸		痰饮水血、胸胁痛、背痛、短气虚喘		《脉经》《脉诀》《濒湖脉学》《诊家正眼》
	心内痛、肋痛		虚喘少气	《诊家枢要》
	气壅、胸满痛、心悸、气短、失眠		胸痛、少气停饮、咳嗽气短	《脉学阐微》
关		心下冷、腹痛不通、腹泻、吞酸		《脉经》《脉确》《濒湖脉学》《诊家正眼》
	两胁刺痛		中满吞酸	《诊家枢要》
	肝郁胀满、心烦喜怒、食少腹满		食不消、脘腹胀满、嗳酸胃痛	《脉学阐微》
尺		腰背痛、骨痛脚重、阴下湿痛、淋浊泻痢		《脉经》《诊家正眼》《脉确》
	腹背冷痛、小便泄泻、男为精冷、女为血结		病水、腰脚痛	《诊家枢要》
	腰痛、少腹胀满、小便频数		腰痛、少腹胀满、小便不畅	《脉学阐微》

《脉经》中记录"一曰一息六七至，一曰数者进之名。"规定了数脉的定义，是一息六至以上。后世医家基本遵循《脉经》的观点，以一息六至为数。对于大于一息六至的，《脉诀》上说："六至为数"，"急疾曰数。"就是把七至以上统统归为数的范围。而《诊宗三昧》则以"呼吸定息六至以上，而应指急数。"《医灯续焰》上说："若一息六至，是为数脉。气行速疾，逾于常度，故曰属阳。一息七至，气更速行，故曰疾。一息八至，阳热以极。一息九至，则元神散脱。而与迟之夺精者，固无异也。"

古人没有钟表，只能以医者的呼吸次数为基准，测量患者的脉动次数，因此医者诊脉时，一定要做到"持脉有道，虚静为保。"在诊脉前要调匀自己的呼吸。一呼一吸为一息，常人每分钟的呼吸次数在18次左右，如果以一息四至，闰以太息为常，常态的脉数在75次上下。

总结前人的观点，数脉的定义为："脉率较快的脉，没有其他因素参与。"如果按现代医学测量脉搏的方法测定，数脉大约为每分钟85次以上。

临床意义：数脉主热证、虚证。

由于数脉是整体脉象，不分寸关尺，因此后世脉法没有分别对应病证。

4. 迟脉

定义：迟脉为脉率较慢的脉，为一息三至及以下（约60次/分钟），只有脉搏跳动慢一个因素，没有其他因素参与。

历代脉学研究解析与勘误：

《内经·三部九候论》首先出现迟脉的概念："察九候，独小者病，独大者病，独疾者病，独迟者病。"将迟脉作为一种病脉，但是没有给出定义。《脉经》对迟脉的定义为"呼吸三至。"并为后世众多医家所接受。

因此，迟脉的定义是：脉率较慢的脉，一息三至及以下，没有其他因素参与。

临床意义：迟脉主寒证、虚证。

迟脉是整体脉象，不分寸关尺，因此后世脉法没有分别对应病证。

5. 洪脉

定义：洪脉脉体宽大，是单一因素脉，没有其他因素参与。

洪脉最早出现在《黄帝内经》，名称分别为"钩""洪"和"大"。钩一般只在四季脉中出现，代表夏季脉，同时也代表心脉。《素问·平人气象论》曰："夫平心脉来，累累如连珠，如循琅玕，曰心平，夏以胃气为本；病心脉来，喘喘连属，其中微曲，曰心病；死心脉来，前曲后居，如操带钩，曰心死。"《素问·玉机真脏论》曰："夏脉如钩，其气来盛去衰故曰钩。"《素问·阴阳别论》曰："鼓一阳曰钩"，"鼓脉大而有力，如波涛汹涌，来盛去衰。"而在病脉中，不用钩，而用大，《素问·三部九候论》曰："察九候，独小者病，独大者病。"《素问·至真要大论》曰："太阳之至，大而长。"后世脉法在四季脉中，用洪代替钩，"春弦、夏洪、秋毛、冬石"已成常规。

《黄帝内经》中也偶用洪脉，如《素问·平人气象论》曰："太阳脉至，洪大而长。"《难经》仍然以洪大并用。《伤寒论》辨脉法的五个阳脉，浮、大、动、数、滑，仍用大脉，但在阳明病白虎汤证中，用的是"脉洪大"。至《脉经》虽然仍有洪大脉的出现，但在确定二十四脉的脉名时，就单纯使用"洪"而不用"大"了。

在脉形方面，《黄帝内经》曰："春弦，夏钩，秋毛，冬石。""钩"是古人的"带钩"，是扣在类似于现代练功之人束腰的"板带"上的，由金属或玉石材质做成，扣处隆起，每天挂解，手感应当是"大"的。后人对古代的"带钩"逐渐生疏，故不再用这种如钩的主观描述，而以"洪""大"取代之。《脉经》对洪的脉象描述为"极大在指下（一曰浮而大）。"后世医家基本遵循《脉经》的解释。

历代脉学研究解析与勘误：

（1）来盛去衰，首见于《黄帝内经》。来盛去衰在理论上可以理解，但在实践中很难体会。毕竟，"不盛"怎么来？"不衰"又如何去？这里，应当理解为"去衰"是"来盛"的修饰语，用以突出"来盛"的宽大。

（2）《沈氏尊生书》说："浮而有力为洪。"加上了脉位"浮"和脉势"有力"，对此，《医级》说："若以浮大有力名洪脉，则沉而盛大者，将非洪脉乎？故脉见盛大即当以洪脉也。"

（3）《诊家枢要》说："大而实也"，《崔氏脉诀》说："大而力健"等，误将有力作为洪脉条件之一。《医学入门》则误将"大、浮、满指"和"沉无力"的浮、沉和有力、无力作为条件。

（4）《洄溪脉学》说："洪脉既大且散也"，又误将散作为洪脉的条件之一。

故此，洪脉的定义只是脉体宽大，没有其他因素的参与。

临床意义：洪脉主热证，主虚证。

洪脉的主病见表6-4。

表6-4　洪脉的主病

洪脉	左	右	出处
寸	心经炽热、目赤、口苦、口疮、心热心烦、目眩、头痛	肺热、胸胁痛、咳嗽、痰多、咽干痛、喘逆气短	《脉学阐微》《诊家枢要》
关	肝热、腹胀、胁满痛、四肢热、头眩晕、心烦喜怒、失眠、目赤	胃热、反胃、口干、脘腹胀疼、灼心、恶心、呕吐、食少纳呆、嘈杂	《诊家枢要》《脉学阐微》
尺	膀胱热、淋浊、尿频尿急、小便赤涩、尿血、腰痛、下肢肿痛	腹满、大便难、腰酸痛、尿血便血、淋浊	《诊家枢要》《脉学阐微》

6. 细脉

定义：细脉脉体窄小，是单一因素脉，没有其他因素参与。

细脉首见于《黄帝内经》，《素问·脉要精微论》曰："大则病进……细则气少……有脉洪沉细数者，少阴厥也。沉细数散者，寒热也……诸细而沉者，皆在阴……"《素问·三部九候论》曰："形盛脉细少气不足以息者死，形瘦脉大胸中多气者死……"《素问·玉机真脏论》曰："五实死，五虚死……脉盛、皮热、腹胀、前后不通、闷瞀，此谓五实。脉细、皮寒、气少、泄利前后、饮食不入，此谓五虚。"至《伤寒论》，"少阴之为病，脉微细，但欲寐。"直接把细脉作为少阴病的诊断条件之一。

在脉形方面，《黄帝内经》《难经》和《伤寒论》都没有明确提出细脉的脉形，且往往与小脉并称。至《脉经》才给出细脉的形状，"小大于微，常有，但细耳。"后世多宗此说，如《察病指南》说："脉如丝线"，《脉诀》说："细如一线"等，并自《脉经》开始，后世不再提"小"脉，"小"脉与"细"脉合并成为"细脉"。《脉学辑要》说："灵、素、仲景细小互称，至滑氏始分为二，小，不大也，细，微渺也。遂以细为微，凡《脉诀》以降，细微混同者，皆不可凭也。"

历代脉学研究解析与勘误：

《脉经》说："小大于微。"微脉是若有若无，模糊不清，二者有比较之意，但后世易在"大于"之上做文章，混淆了二者的界限。如《外科精义》说："细脉之诊，按之则萦萦如蜘蛛丝，而欲绝，举之如无而似有，细而微。"《诊家枢要》说："细微渺也，指下寻之，往来微细如线。"

再有，后世脉法中，不同医家提出的"沉""滑""直""有力""软""弱"等描述，均不能作为细脉的脉形条件。

故此，细脉的定义只有脉体窄小这个条件，没有其他因素的参与。

临床意义：细脉主虚劳诸损，主虚证。

细脉的主病见表6-5。

表6-5　细脉的主病

细脉	左	右	出处
寸	怔忡、失眠	咳逆、气短	《脉学阐微》
关	肝阴虚损	胃虚胀闷	《脉学阐微》
尺	心腹冷痛、症瘕积聚		《千金方》
	泄利遗精	下元冷惫	《诊家正眼》《脉学阐微》

7. 滑脉

定义：脉象往来流利，是单一因素脉，没有其他因素参与。

滑脉最早见于《黄帝内经》，《素问·五藏生成篇》曰："夫脉之小、大、滑、涩、浮、沉，可以指别。"但是没有给出脉形。

《伤寒论·平脉法》曰："翕奄沉，名曰滑，何谓也？沉为纯阴，翕为正阳，阴阳和合，故令脉滑。"这条解释了滑脉产生的机制，即"阴阳和合"，气血充盈而出现脉滑，但这不是滑脉的脉形。

《脉经》给出了滑脉的脉形，"往来前却，流利辗转，替替然与数相似。"《脉经》给出的脉形，被后世众多医家接受并传承，"流利"在指感和脉形上确定了滑脉的性质，后人在这个基础上又进行了一些补充。《千金翼方》说："如动珠子。"《脉确》说："流利如珠便是滑。"《脉学探骊》说："往来流利，如珠应指，此拟最妙。""通行流动贯如珠，一串牟尼指下摸，营血根深能胜气，去来滑利自无拘。"《濒湖脉学》说："滑脉往来前却，流利展转，替替然如珠之应指，漉漉如欲脱。"这些著作都在形容指下如珠的感觉。

历代脉学研究解析与勘误：

（1）《伤寒论·平脉法》曰："翕奄沉，名曰滑，何谓也？沉为纯阴，翕为正阳，阴阳和合，故令脉滑。"与《濒湖脉学》"滑为阳气有余，故脉来流利如水，脉者血之府也，血盛则脉滑……"的解释有异曲同工之妙，都在解释滑脉产生的机理，故沉不作为滑脉的条件。

（2）《脉诀》说："滑者阳也，指下寻之，三关如珠动，按之即伏，不进不退。"本条有两处错误：一是"按之即伏"，只讲沉滑，而无浮滑；二是"三关如珠动"，违背了"察独"的原则，即寸关尺三部都可以有滑脉，也可以单独见于寸关尺任意一部或两部。

（3）《脉经》在滑脉定义后面括号内的小字"一曰浮而有力"，强调了浮滑而忽略了沉滑。

（4）《诊脉三十二辨》说："实则往来流利，如珠走盘，而中有力。"《外科精义》说："滑脉之诊，实大相兼。"《诊家直诀》说："短而刚强，动滑也。"上述的"实、大、短、刚强、有力、动"都不能构成滑脉的条件。

（5）《伤寒论·平脉法》曰："阳明脉微沉，食饮自可，少阴脉微滑，滑者，紧之浮名也，此为阴实，气人必股内汗出，阴下湿也。"疑为传抄错误。

故此，滑脉定义只能是流利程度一个条件，没有其他因素的参与。

临床意义：滑脉主痰饮、食积、实热，亦可见于青壮年和孕妇。

滑脉的主病见表6-6。

表6-6　滑脉的主病

滑脉	左	右	出处
寸	呕逆、咳嗽、膈痰、胸满、阳盛		《脉经》《脉诀》《濒湖脉学》《活人书》
	心烦热、头眩、心悸、气短、失眠多梦、心经痰火	咳嗽痰多、喘逆气短、胸满痛	《脉学阐微》
关	胃热食不下、宿食停滞、蓄血、食入即吐、气满、呕逆		《脉经》《千金方》《活人书》《脉如》
	胃寒不下食		《脉诀》
	头目为患、头痛目眩、胁胀痛、心烦善怒、食少脘闷、胆腑邪侵	脾热、口臭、宿食不化、呕吐腹痛、痰滞脾胃	《诊家枢要》《脉诀汇辨》《脉诀启悟》
尺	血气实、妇人经脉不通、男子尿血		《脉经》《脉如》
	蓄血		《医宗必读》
	腰痛、小便艰涩淋沥、尿赤尿黄、茎中痛	脐冷、下肢肿痛、腹鸣、小便艰涩、女子月事不通	《诊家枢要》《脉诀汇辨》《脉学阐微》

8. 涩脉

定义：脉象往来艰涩，是单一因素脉，没有其他因素参与。

涩脉最早出现于《黄帝内经》，但没有具体描述。《脉经》曰："细而迟，往来难，且散，或一止复来（一曰浮而短，一曰短而止，或曰散也）"。

涩脉是比较难体会掌握的脉象之一，在《黄帝内经》中，性质不同的脉象往往并列出现，如浮沉、数迟、洪细，当然涩脉与滑脉也是并列出现的。这种表征方式自然是告诉我们，与滑脉的流利太过相对，涩脉就是脉的流利不及，指感是涩滞，但是滞涩的指感不像洪（宽大）与细（窄小）、数（快）与迟（慢）、浮（位置表浅）与沉（位置深沉）那样明显和易于掌握，加之涩脉多见于危重患者，或气滞血瘀，或亡精失血，因此涩脉往往与这些病证的脉象相兼出现，导致一些著作将这些脉象混入涩脉的脉形之中，而出现不恰当的描述。

在脉形方面,《医宗金鉴》说:"进退唯艰,往来滞涩,谓之涩脉。"《脉理求真》说:"涩则往来艰涩,动不流利。"《诊宗三昧》说:"指下涩滞不前。"《脉诀阐微》说:"涩则郁塞,涩脉乃往来不甚舒畅也。"以上医家都认为不流利,滞涩是涩脉的唯一条件,为了说明这种涩滞的感觉,医家们用了一些生活常识的生动描述。如《察病指南》说:"如轻刀刮竹",《濒湖脉学》说:"如病蚕食叶。"

历代脉学研究解析与勘误:

(1)《脉经》曰:"细而迟,往来难且散,或一止复来(一曰浮而短,一曰短而止,或曰散也)。"《濒湖脉学》说:"涩脉,细而迟,往来难,短且散,或一止复来,参伍不调,如轻刀刮竹,如雨沾沙,如病蚕食叶。"其中,"往来难"是形容脉的往来涩滞,是构成涩脉的条件,而其他如细、迟、散、短、歇止都不应成为涩脉的条件。《脉诀刊误》说:"脉来塞涩,细而迟,不能流利圆滑。涩者涩也,与滑相反,如刀刮竹,竹皮涩,又有节,刀刮而行涩,遇节则倒退,有涩脉往来难之意。如雨沾沙,沙者不聚之物,雨虽沾之,其体亦细而散,有涩脉往来散之意。或一止复来,是因涩不流利之止,与结、促、代之止不同。"《医述》说:"有类乎止,而实非止也。""有类乎散,而实非散也。"

(2)《脉诀》说:"无力缓涩。"《寿世保元》说:"迟而有力为涩。"无力和有力,均不能成为涩脉的条件。

涩脉在后世医家的脉法中,有全部照搬《脉经》的,有引用一部分的,也有在脉经基础上又增加其他条件的,甚至有人认为涩脉就是房颤脉。这些不当之处,学习者当辨之。

因此,构成涩脉只是脉象不流利,涩滞艰难的唯一条件。浮沉、长短、数迟、洪细、有力无力、脉律整与不整都不是构成涩脉的条件。

临床意义:涩脉主气滞血瘀,伤精血少,痰湿内停。

涩脉的主病见表6-7。

表6-7 涩脉的主病

涩脉	左		右	出处
寸	胃气不足、心痛、神怯、怔忡			《脉经》《千金方》《濒湖脉学》《脉确》《脉学阐微》
	心神不安、冷气心痛、怔忡、惊悸		上肢冷痹、气短、臂痛、自汗、伤燥咳沫	《脉诀汇编》《诊家枢要》《脉诀启悟注释》
关	血虚、中焦微热、阴虚中热、胁胀			《脉经》《诊家正眼》
	胃虚冷痛、胁胀、呕			《活人书》《濒湖脉学》《脉确》《脉学阐微》
	胁胀胁满		不食、胃冷易呕、心痛噎膈	《诊家枢要》、《脉诀启悟注释》
尺	胫逆冷、小腹冷、体寒脐下雷鸣、下血不利、多汗、小便赤			《脉经》《千金方》《脉诀刊误》
	精血伤、肠结、溲淋下经			《脉学阐微》《濒湖脉学》
	伤精、疝、肠虚败、胎漏		便秘、小便寒、腹寒胫冷	《诊家枢要》《脉诀汇辨》

9. 硬脉

定义：脉象应指如按额头之硬度，为单一因素脉，没有其他因素的参与。

在四季常脉的"冬石"脉被后世的"冬沉"取代后，"石"就只剩下位置靠下的一个属性了，这也是构成"沉脉"的唯一条件。然而，"石脉"的位置在下，但是指感如触摸石头一样的硬感被忽略了。临床上，常见许多脉管发硬的脉象，这种发硬又非弦脉表现出来的韧度，如老年人的脉、阴寒内盛的脉和津液亏虚的脉，因此非常有必要添加"硬脉"作为基础脉象。

在四季脉中，季节对应的脉分别为，春季对应肝，脉弦；夏季对应心，脉洪；秋季对应肺，脉毛；冬季对应肾，脉石。五脏中唯有脾脏没有明确的对应季节，一说脾为孤脏，位中央以灌四旁，一说脾主四时（四季），即每季的90天中最后18天是脾主的时间，这样四季每季的90天，改变为五季，每季72天。脾脉应该理解为"胃神根"的胃气，四季脉中春弦、夏洪、秋毛、冬石，都必须有胃气，没有胃气的脉为真脏脉，主死证。各脏的真脏脉是五脏真气败露，精气衰微，胃气将绝而显现出特别的脉象，共同特点是没有"胃神根"的脉气，尤其是没有从容和缓之象，其脉象特点见《素问·玉机真脏论》"真肝脉至，中外急，如循刀刃责责然，如按琴瑟弦，色青白不泽，毛折，乃死。真心脉至，坚而搏，如循薏苡子累累然，色赤黑不泽，毛折，乃死。真肺脉至，大而虚，如以毛羽中人肤，色白赤不泽，毛折，乃死。真肾脉至，搏而绝，如指弹石辟辟然，色黑黄不泽，毛折，乃死。真脾脉至，弱而乍数乍疏，色黄青不泽，毛折，乃死。诸真藏脉见者，皆死，不治也。"

因此，本书所补充的硬脉，不包含四季脉和真脏脉。

对于硬脉，硬的程度可以从下列描述中进行参照，嘴唇的硬度不为硬脉，鼻尖的硬度可描述为稍硬，额头的硬度可描述为硬脉。

硬脉的临床意义：

（1）老年人普遍脉管偏硬，此为老年人的基础脉象，不为病脉。

（2）寒盛则坼。①阴寒内盛，寒凝气滞，多见于寒湿体质的患者，主痛，脉多沉硬或兼有力。②虚寒虚痛，多见虚寒体质之人，主痛，脉多沉硬或兼细或兼无力。

（3）燥盛则干。多见虚寒+虚热体质，或虚热体质的患者，口干舌燥，肺燥干咳，或现代的干燥综合征患者，脉多硬细无力或兼数。

临床意义：硬脉主寒盛、津亏。

由于历代脉学著作中没有硬脉的描述，因此没有对应的主病。

10. 有力脉和无力脉

定义：有力脉，脉搏搏动力强，脉象有力；无力脉，脉搏搏动力弱，脉象无力。

有力脉和无力脉的内容不多，仅以有力和无力进行区分，故将二脉放在一起进行阐述。

现代疾病谱已由外感疾病为主转化为以不良生活方式导致的内伤疾病为主。无论外感还是内伤，其基本病机不外乎虚实二字，相应的治疗方法也不外乎补泻二字。以脉定病机，定治法，只需紧紧抓住虚实补泻即可。脉有力为实，无力为虚，以此分别为实为虚，一目了然。虚实已分，则补泻亦有定见。然而，各脏腑又有阴阳、表里和寒热之分，以脉分阴阳，定表里，察寒热，则虚实亦显而易见。阳脉为实，如脉洪数，阴脉为实，如脉沉硬或沉紧或兼迟，阴虚则虚热，如脉弦细稍数而无力，或脉大而无力，阳虚则脉沉细无力。这种简洁的方法，提纲挈领，直指疾病核心。

因此，本书添加有力脉和无力脉作为基础脉象。

临床意义：有力脉主实证，无力脉主虚证。

由于历代脉学著作中没有有力脉和无力脉的描述，因此没有对应的主病。

11. 弦脉

定义：脉体具有韧度，"按之如弓弦"，为单一因素脉。

弦脉最早见于《黄帝内经》。《黄帝内经》中的弦脉包括三种：一是春季脉，二是病肝脉，三是死肝脉。

对于春季脉，《素问·平人气象论》曰："平肝脉来，软弱招招如按长竿末梢，曰肝平，春以胃气为本。"《玉机真脏论》曰："问曰：春脉如弦，何如而弦？岐伯对曰：春脉者肝也，东方木也，万物之所以生也，故其气来，软弱轻虚而滑，端直以长，故曰弦。"在这里，把弦脉称为肝脉，也即四季脉中的春季脉，其特点为"软弱招招"，"轻虚而滑，端直以长"。

对于病肝脉，《素问·平人气象论》曰："病肝脉来，盈实而滑，如循长竿，曰肝病。"《素问·脉要精微论》曰："肝脉搏坚而长，色不青，当病坠若搏，因血在胁下，令人喘逆；其软而散、色泽者，当病溢饮，溢饮者渴暴多饮，而易入肌皮肠胃之外也。"在这里，将病肝脉定义为"盈实而滑，如循长竿"。盈实为充盈度比较饱满，血管张力较大，是有韧度的描述，即脉管充盈度饱满，有一定韧度。"搏坚而长"则明显指的是脉体充盈度饱满而有韧度。"其软而散"则指充盈度不饱满而出现的"软"，即韧度不足。此处，将病肝脉定义为"盈实而滑，如循长竿"。

对于死肝脉，《素问·平人气象论》曰："死肝脉来，急益劲，如新张弓弦，曰肝死。"《素问·玉机真脏论》曰："真肝脉至，中外急，如循刀刃责责然，如按琴瑟弦，色青白不泽，毛折乃死。"在这里，形容肝死脉的脉象，即坚硬不柔和的，没有胃气，也称肝的真脏脉，主死。

《难经》中关于弦脉的描述，与《黄帝内经》几乎一致。

《伤寒论》用阴阳二分法将弦脉归类于阴脉，"问曰，脉有阴阳何谓也？答曰：凡脉大浮数动滑，此名阳也。沉迟涩弦微，此名阴也。"同时，直接把弦脉定位于少阳病的脉象，《伤寒论·平脉法》曰："弦者状如弓弦，按之不移也。"《金匮要略》曰："夫痉者，按之紧如弦，直下行。"并在《血痹虚劳》《惊悸吐衄》和《妇人杂病》三篇中均出现相同的描述，"脉弦而大，弦则为减，大则为芤，减则为寒，芤则为虚，虚寒相搏，此名曰革。妇人半产漏下，男子亡血失精。"此条虽然是解释弦脉产生的机制，而不是弦脉的脉形，但是强调了弦脉"为减"，即正气的衰减。当衰减到大而中空，两边稍有力的芤脉，或大而平如按鼓皮的革脉，则已严重到亡血失精或妇人半产漏下的地步。《伤寒论》对于弦脉的定义是，弦者状如弓弦，按之不移。

《脉经》曰："举之无有，按之如弓弦状（一曰如张弓弦，按之不移，又曰浮紧为弦）"。《脉经》以降，医家多遵循此观点。

弦脉在脉形方面，从《黄帝内经》到《脉经》，出现了四种描述：①春季脉，软弱招招，轻虚而滑，端直以长；②病肝脉，盈实而滑，如循长竿；③肝死脉，急益劲，如新张弓弦，如循刀刃责责然，如按琴瑟弦；④按之如弓弦状。

后世脉法确定以"按之如弓弦状"为基准的脉形定义，并一直延续应用至今。

我们可以把《脉经》的"按之如弓弦状"理解为《黄帝内经》中肝死脉"如新张弓弦，如循刀刃，如按琴瑟弦"的程度减轻，也就是既有弦脉的韧度，同时又没有肝死脉的坚硬的硬度。

历代脉学研究解析与勘误：

（1）四季脉中的"春弦、夏洪、秋毛、冬石"与后世脉法的弦、洪、浮、沉的关系问题，将在本书的四季脉中进行重点讨论，本节不进行赘述。需要强调的是，春季脉的弦脉，除对应春季外，还是儿童、少年和部分青年人的基础脉象，具有典型的"轻虚而滑，端直以长"的脉象，这种春弦脉与《脉经》所描述的病态的弦脉完全不同，前者是正常脉象，后者是病脉，二者不能混为一谈。

（2）《黄帝内经》中，病肝脉为"盈实而滑，如循长竿"，盈实说明血管的充盈度饱满，此处可理解为脉管具有韧度，也可理解为脉体较宽大。而《脉经》"按之如弓弦状"的描述，则基本不涉及脉体宽窄的问题。二者之间的差异，后世医家进行了清晰的解释，即弦脉既可见于阳证，也可见于阴证，区别在于弦脉的虚实。张璐说："凡病属邪盛而见弦者，十常二三，属正虚而弦者，十常占七"。邪盛，则可见"盈实"，而脉体较大；正虚，则脉体不必宽大（虚劳脉大而无力，不为弦脉），又可进一步解释为"弦为六贼之首，最为诸经作病，故伤寒坏证，弦脉居多，虚劳内伤经常过半，总由中气少权，土败木贼所致。但以弦少弦多以证胃气之强弱，弦实弦虚以证邪气之虚实。浮弦沉弦以证表里之阴阳，寸弦尺弦以证病气之升沉。"徐大椿认为："伤寒以尺寸俱弦为少阳受病，少阳名枢，为阴阳交界，若弦而兼数兼缓，即有入腑转阴之两途，若弦而兼沉、涩、微、弱，得不谓之阴乎？"故此，脉形饱满脉体较大而有韧度的弦脉在临床中较常见，为邪气盛；同时，临床上更常见的是那些脉管有韧度，但脉体不大的弦脉，此为正气虚。

因此，弦脉定义为脉体具有韧度的单一因素脉，"按之如弓弦"，脉体宽窄不作为弦脉的条件。在本书中，弦脉为病脉，春弦脉可参四季脉的相关内容，肝死脉可参特殊脉中真脏脉的相关内容。

临床意义：弦脉主肝胆病、诸痛、痰饮、癥瘕。

弦脉的主病见表6-8。

表6-8　弦脉的主病

弦脉	左	右	出处
寸	心悸、头痛、盗汗乏力、劳伤、多痰	咳嗽、寒痰、气短、胸满	《诊家枢要》《脉学阐微》
关	寒热疝瘕、胁肋痛	痰饮、宿食、胃寒、腹痛	《濒湖脉学》《诊家正眼、《诊家枢要》
尺	脐下少腹腰膝疼痛、饮聚疝瘕	脐下痛、下焦停水、寒疝脚拘急	《诊家枢要》《脉诀启悟注释》

12. 紧脉

定义：脉象紧绷有力，如切绳转索。

紧脉最早见于《黄帝内经》，《素问·示从容论》中说："切脉浮大而紧。"在《灵枢·禁服篇》中也提到，"紧为痛病。"至《伤寒论·辨脉法》和《金匮要略》中的"腹满寒疝宿食病"篇中，明确地规定了"紧脉者，如转索无常也。紧脉如转索无常者，有宿食也。"在《伤寒论》当中，脉浮紧是太阳伤寒的重要指标。

历代脉学研究解析与勘误：

《黄帝内经》虽然提出了紧脉的名称，但是没有给紧脉进行定义和描述。有些描述看上去像紧脉，但是并没有使用紧脉的脉名。比如，《素问·五脏生成篇》中提到："青脉之至也，长而左右弹。"因此，《脉诀刊误》说："《内经》曰急不曰紧，曰来而左右弹人手。有紧脉之状，而无紧脉之名。至仲景曰，紧者如转索无常，又曰，紧脉从何而来，假令亡汗若吐，以肺里寒，假令咳者，坐饮冷水，假令下利，以胃中虚寒，皆因寒而脉紧，故脉急为寒，脉紧为寒至。"此为《脉诀刊误》对紧脉的描述。而王叔和的《脉经》另有"切绳状"的描述，《脉诀刊误》因此又评论道："固愚合三书所论以形容之。左右弹人手者，紧脉来之状，左右弹人手也，转索无常者，索之转动不常在一处，或紧转在左或紧转在右，此举指而得紧脉之状也。切绳状者，绳以三股两股纠合为微缠，又以物切之。其展转之紧，得之于按指而见，以指按脉，犹如切绳，合此三者，论之方备。"算是戴启宗为前述观点进行的综述。

当然，也有人不同意戴启宗的说法，比如日本人丹波元简，他在《脉学辑要》中说道："紧之一脉，古今脉书，无得其要领者，皆谓其与弦相似，予家君尝曰：《素问》、仲景所谓紧脉，并非如诸家之说也，盖紧即不散也，谓其广有界限，而脉与肉划然分明也。寒主收引，脉道为之紧束，而不敢开散涣漫，故伤寒见此脉也。乃不似弦脉之弦，端直挺长也，数脉之呼吸六七至，无仿佛也，如转索，如切绳，戴氏辈虽巧作之解，而不知转索切绳原是谬说，按《金匮》曰：'脉紧如转索无常者，有宿食也，'此谓其脉紧而且左右天娇，如转索无常者，有宿食之候也，非谓脉紧即其状如转索无常也。叔和于《脉经》则云，数如切绳状，去紧之意益远矣，后世诸家率祖述叔和，故尽不可从也。"几乎把戴启宗对于紧脉的形容完全否定了。此外，还有其他医家对紧脉多有分歧，因代表性不强，不再赘述。

综合前人所述，结合临床中的体会，将紧脉定义为：脉象紧绷有力，如切绳转索。

临床意义：紧脉主寒证、痛证、宿食。

由于紧脉的定义不统一，后世脉法对紧脉的主病没有明确的总结。

（二）基础脉象临床意义的实质

如前所述，基础脉象的临床意义较多，但是究其核心，反映的均是患者的虚实寒热信息。在中医临床"虚则补之，实则泻之，热者寒之，寒者热之"的总体施治原则之下，诊察各部脉象所反映出的寒热虚实信息，就可以把握寒热虚实的方向进行精准施治。例如，在左关脉有热象，同时右尺脉有寒象时，应在温肾的同时清肝热。

表6-9所示十三部基础脉象对应的虚实寒热信息。其中，寒证的脉象包括沉脉、紧脉、迟脉和硬脉，热证的脉象包括浮脉、洪脉和数脉，虚证的脉象包括细脉、涩脉、硬脉和无力脉，实证的脉象包括滑脉、紧脉、弦脉和有力脉。

表6-9　基础脉象的寒热虚实信息

	基础脉象
寒	沉、紧、迟、硬
热	浮、洪、数
虚	细、涩、硬、无力
实	滑、紧、弦、有力

需要说明的是，沉脉和浮脉不仅主寒热，也主病位的表里，在相兼脉象中，如果出现沉洪脉或浮紧脉等脉象，此时的沉脉和浮脉均表征病位的表里。而紧脉，既主寒证又主实证。

这些基础脉象的寒热虚实信息，将成为相兼脉象临床意义的基础。

二、古脉法体系相兼脉象及临床意义

在临床诊脉时所见的几乎均是相兼脉象，如果不理解相兼脉象，就无法进行脉诊。因此，体会和分析相兼脉象是临床脉诊的必经之路。

（一）相兼脉象的定义

疾病是复杂的过程，可由多种因素相兼致病，并且随着病程的发展，病性、病位和病势均可能发生变化，因此患者的脉象经常会以两种或两种以上的基础脉象相兼出现。对于两种或两种以上基础脉象相兼出现形成的脉象，称为相兼脉象。

一般来说，只要不是性质完全相反的脉象，都是可以相兼的。比如，在同一位置上，浮脉和沉脉是不能相兼的，但是浮脉可以和数脉、洪脉、硬脉等相兼。

相兼脉象可以由两种基础脉象组成，如浮洪脉；也可以由三种基础脉象组成，如浮洪数脉；也可以由四种或以上的基础脉象组成，如浮洪数有力脉。简言之，相兼脉可由代表位、数、形、势相关信息的基础脉象组合而成（见表6-10示例）。

表6-10　相兼脉象示例（以浮脉为例）

两相兼	位+形	位+数	位+势
	浮洪	浮数	浮有力
三相兼	位+形+数	位+形+势	
	浮洪数	浮洪有力	
四相兼	位+形+数+势		
	浮洪数有力		

进一步分析可知，如果位数形势四个方面中，只有一方面的基础脉象突出，则整体脉象就以这个基础脉象命名。比如，如果脉形为洪，同时不沉不浮，至数适中，没有明显的脉势，那么整体脉象就是基础脉象——洪脉。

如表6-10所示，浮脉与其他基础脉象进行相兼。如果包含两种基础脉象，则形成"位+形""位+数"和"位+势"三种组合，产生浮洪脉、浮数脉和浮有力脉。如果包含三种基础脉象，则形成"位+形+数"和"位+形+势"两种组合，产生浮洪数脉和浮洪有力脉。如果包含四种基础脉象，则形成"位+形+数+势"的一种组合，产生浮洪数有力脉。其他基础脉象的相兼可以以此类推。

（二）常见相兼脉象及临床意义

相兼脉象的临床意义，是基础脉象临床意义的综合。识别和分析这种经过综合之后的临床信息，正是脉诊的目的。对于患者来说，无论是先天禀赋还是后天因素的影响，人的机体最终都以虚实寒热进行反应。通过脉诊识别患者的虚实寒热，是中医论治的基础和抓手。诊察相兼脉象的临床意义，需要先诊察基础脉象，再将基础脉象表征的寒热虚实信息进行综合，得到相兼脉象的临床意义，各部脉均按这种方式进行诊察，从而全面完整地获得患者的寒热虚实情况。

表6-11列举了部分常见的相兼脉象，在临床上诊察出这样的脉象，均表明对应的寒热虚实信息。

表6-11　常见相兼脉象的临床意义

	相兼脉象
虚寒	沉细、沉涩、迟涩、细硬、沉细无力、沉无力、沉细紧、沉细迟无力
虚热	细数、浮涩、浮细数、浮洪无力、细数无力、浮细数无力
实寒	沉弦、弦紧、沉紧、沉有力、沉弦有力、沉迟有力、沉滑有力、沉紧有力
实热	滑数、弦洪、洪有力、浮有力、浮洪有力、沉洪有力、浮数有力、浮洪数有力

临床意义为虚寒的，表明患者既体虚，同时又有寒象，这类相兼脉象由表征虚象和寒象的基础脉象相兼而成。在临床上，诊察到相兼脉象包括沉细、沉涩、迟涩、细硬、沉细无力、沉细紧等，则可大致判定为虚寒。

临床意义为虚热的，表明患者既体虚，同时又有热象，这类相兼脉象由表征虚象和热象的基础脉象相兼而成。在临床上，诊察到相兼脉象包括细数、浮细数、浮洪无力、细数无力等，则可大致判定为虚热。

临床意义为实寒的，表明患者既体实，同时又有寒象，这类相兼脉象由表征实象和寒象的基础脉象相兼而成。在临床上，诊察到相兼脉象包括沉弦、弦紧、沉紧、沉弦有力、沉迟有力、沉滑有力等，则可大致判定为实寒。

临床意义为实热的，表明患者既体实，同时又有热象，这类相兼脉象由表征实象和热象的基础脉象相兼而成。在临床上，诊察到相兼脉象包括滑数、弦洪、洪有力、浮有力、浮洪有力、浮数有力等，则可大致判定为实热。

三、古脉法体系特殊脉象及临床意义

在通过基础脉象和相兼脉象判定虚实寒热的基础上，经过多年临床实践发现，还有一类特殊脉象可以作为临床诊断的有益补充。这些特殊脉象的出现，往往对应特定的证候，这些证候可以通过现代医学的仪器设备进行辅助诊断，对于中医的临床诊断具有非常重要的指导意义。在临床中遇到特殊脉象，往往能够帮助医生进行快速定位，并指导对患者进行进一步的详细诊断。

（一）结、代、促脉

古人对结、代、促脉进行过较为详细的论述，在临床上，结、代、促脉的主要特征是患者的脉律不齐。通过现代医学心电图的检查，可能诊断为心律不齐、早搏、房颤等。在临床中遇到结、代、促脉，可结合心脉的寒热虚实特征对应进行处方。

（二）脉入大鱼际

脉入大鱼际的含义是，脉搏的跳动超过右寸腕横纹，入大鱼际，右寸的脉象应是阴脉。对于本脉的脉象没有具体要求，只要有脉搏的跳动就符合脉入大鱼际的要求。

脉入大鱼际的临床意义是表征颈椎及颈椎相关疾病，如包括：颈性眩晕、五十肩、颈性头痛等。

（三）气口的特定脉象

气口位于右寸与右关之间的位置。如果在气口出现沉细紧脉，表征胃食管疾病，如食道反流、食道憩室、食道癌等。

（四）人迎的特定脉象

人迎位于左寸与左关之间的位置。如果在人迎出现沉细紧脉，表征乳腺疾患或胆囊病变。

（五）无根脉

无根脉是指浮取中取无异常，而沉取无脉。无根脉表征脏气衰微，为死脉。

（六）真脏脉

真脏脉也称死脉，《素问·玉机真脏论》曰："如循刀刃责责然，如按琴瑟弦。"亦有后世医家描述真脏脉的手感为"如新张弓弦。"真脏脉的出现，绝大部分表示病邪深重，元气衰竭，是病情极度危重、濒临死亡的征象。

第七章

古脉法体系常脉脉象及临床意义

常脉也称平脉，是正常人出现的脉象，也可以理解为是人的基准脉象。按现代人的思维方式，判断一件事情的好坏，需要一个明确的标准，这在现代生活中是十分普遍的。然而，现代中医的脉诊却不是从常脉入手，脉诊学习者在学习的过程中，首先学习的是病脉，这让学习者感到十分困惑，没有正常的脉象作为比较基准，如何得知诊察到的脉象是病脉呢？

纵观脉学的发展过程，在古籍中对于常脉进行过详实的论述，古人指出在天人相应观和整体观的影响下，脉象会随四季的更替而出现轻微的变化，即"春弦、夏洪、秋毛、冬石"。然而，由于历史文献中对于常脉的记载和描述较为艰涩，难以被后人所理解，同时，后世脉法对于常脉的解释与临床实际不符，导致后世所理解的常脉脉象在临床中失去了应用价值。因此，常脉在脉学的发展和应用过程中逐渐被后人所忽视，直至最终在临床诊断中出现缺位。

如果没有常脉作为标准，会出现以下现实的问题：

（1）临床诊断出现"千人千脉"。无论是初学者，还是资深的临床中医，都会面临一个尴尬的局面：由不同的医生为同一位患者进行诊脉可能会诊断出不同的脉象。然而，真相应该只有一个，这只能说明，必然有部分脉诊的结果是错误的。如果连诊断结果都不过关，就更谈不上讨论临床施治的问题了。如果根据这种诊断进行处方，就好像左前臂骨折而在右前臂打上钢板，疗效可想而知。

（2）无法将"治未病"和"养生"落到实处。中医治未病和中医养生为人所津津乐道，但是，如果不以常脉作为标准，如何把握疾病的位置，如何判断虚实寒热？如何把握病势轻重和进退转归？如果没有常脉的参考，就只能靠猜测，靠玄学化的推演，或者靠现代医学的检测结果。因此，"治未病"和"养生"在目前依然停留在概念的层面和文化的层面上，而难以在具体的个体上发挥作用。

（3）误将常脉当作病脉处理。对于特定年龄的人，可能会在特定季节出现特征较为明显的常脉脉象。比如身体强壮的年轻人在夏天出现稍洪的脉象，或者老年人在冬天出现稍沉硬的脉象，均应作为常脉，无需进行诊治。但是，如果不了解常脉及其变化规律，便有可能会将此当作病脉进行诊治，轻者浪费医疗资源，重者造成误治。

常脉既有基本特征，又会因受到外界环境和自身变化的影响而变化。常脉既是正常脉象的基准，又是临床诊治的最终目标，抛开常脉谈病脉，就会使临床诊治失去参照坐标和方向。因此，常脉是临床诊断和治疗中极为重要且必不可少的要素，脉诊学习者不可不知常脉。

一、常脉的基本特征

现代脉学将常脉的基本特征概括为：①寸关尺三部皆有脉；②不迟不数；③不浮不沉；④从容和缓，节律一致。古人在描述常脉时，将常脉的基本特征概括为"有胃""有神"和"有根"。

（一）有胃

有胃是指脉有"胃气"。胃是水谷之海，是人体气血化生之源。五脏六腑的活动均有赖于胃气的濡养，而脾胃功能可通过诊脉得知。故诊脉的胃气，能够了解脾胃功能的盛衰。脉象中的胃气，在诊脉时具有从容、徐和的感觉。不浮不沉，不疾不徐，从容和缓，节律一致，则有胃气。即使对于病脉，只要有徐和之象，便是有胃气。《医学心悟·脉法金针》曰："凡诊脉之要，有胃气曰生，胃气少曰病，胃气尽曰不治。"诊察脉象的胃气盛衰，在临床上具有重要的意义。

（二）有神

有神是指脉有"神气"。诊察脉象是否有神，能够判断脏腑功能和精气之盛衰，具有重要的临床意义。脉象有神的主要特征在于柔和有力，节律整齐。如果脉象散乱，时大时小，时数时迟，时断时续，微弱欲绝，弦实过硬，则为无神之脉。

（三）有根

有根是指脉有"根基"。脉象有根或无根能够反映肾气的盛衰。肾气是先天之本，是人体脏腑功能活动的原动力。有根脉的特征是尺脉有力与沉取不绝。尺脉候肾，尺脉沉取有脉就是肾气有根的脉象。对于危重患者，如果尺脉沉取有脉，则肾气未绝，尚有生机；如果尺脉沉取不应，则肾气已败，病情危笃。

有胃、有神、有根作为常脉的基本特征，使医者能够据此对脉象进行评价，具有一定的价值。但是，基本特征具有较高的抽象性，并且没有清晰地指明常脉应有的脉象特点及其变化规律，因此在临床当中，仅仅依靠"胃、神、根"并不足以确定某种脉象是否就是常脉。对于常脉的诊断，还需要更为详细的方法和标准。

二、常脉的影响因素

影响脉象的因素很多，临床上患者的脉象是复杂多变又差异巨大的。针对每一个个体，如何在缤纷繁复的脉象中找出真相，抓住本质，仅仅依靠病脉的描述是远远不够的。作为医生，还需要诊察每位患者的基准脉象，这个基准脉象就是常脉。

常脉的影响因素大致包括以下几个方面：

1. 性别

男人阳刚，多气少血，脉当洪而有力。女子阴柔，多血少气，脉当柔弱顺滑。

2. 形体

"胖人责浮，瘦人责沉"，即肥胖者脉当稍沉，瘦弱者脉当稍浮。

3. 季节

脉象随季节更替而发生变化，古人称之为"春弦、夏洪、秋毛、冬石"。

4. 年龄

不同年龄段的人具有不同的脉象特征，这一点在历代医家的著作和注解当中，均未进行过相关论述。通过临床发现，年龄对于常脉的变化具有显著影响。

性别和形体对于脉象的影响，已有定论，在此不做赘述。

季节变化对于常脉的影响，后文将进行详实的论述，并根据临床经验，纠正后世医家对于古人关于四季脉论述的错误解读。

年龄变化对于常脉的影响，是笔者根据多年临床经验发现的客观规律，可以弥补中医脉学研究在这个分支上的理论空白和实践缺失。

三、四季脉——季节变化

人体的脉象受到外部环境的影响，机体为了适应外部环境而进行自身调节，其中季节的变化会对脉象产生重要的影响。人为天地间的生命存在，与世间万物共同经历四季更替与日夜的往复，季节气候的变化，影响着人体的生理活动，人体进行适应性调节所形成的变化，亦反映在脉象的变化上。

关于四季脉，古人流传下来大致有两种说法，第一种是"春弦、夏洪、秋毛、冬石"，第二种说法是"春弦、夏钩、秋毛、冬石"。这两种说法后世均有相应的论述和注解，区别在于"夏洪"和"夏钩"，我们先对此进行区分。钩是一种弯曲的形状，也是用于悬挂器物的工具。古人的衣服没有口袋，携带物品很不方便，于是用"钩"一头钩在束腰的板带上，另一头用于悬挂物件。对于钩有两种解释：①由于束腰的板带比较宽，因此"钩"本身也需要有一定的宽度，对应为脉则为洪。②由于钩的形状是弯曲的，对应为脉象的来盛去衰，形容物体被拴在绳子上用力抛出后，又被迅速拽回的情形，这种形容很难被人理解，需要数年、诊察数万人次的经验才能慢慢体会，因此本书采用第一种解释，即"夏洪"。

（一）四季脉之春弦

第一个季节脉是春弦脉。春弦脉与病脉的弦脉虽然都称为弦脉，但是两者是完全不同的。《素问•玉机真脏论》对于春弦脉的描述是"其气来软弱，轻虚而滑，端直以长"。而病弦脉的定义与之差异较大，如《伤寒论》认为"弦者，状如弓弦，按之不移也"，《金匮要略》认为"夫痉病，按之紧如弦，直上下行"，《景岳全书》认为"按之不移，硬如弓弦"，更有真脏脉的"如循刀刃"之弦脉。可见，《黄帝内经》所描述的春弦脉与病脉的弦脉完全不同。

对于"轻虚而滑"，应理解为是对于"端直以长"的形容，而不是所谓"轻脉、虚脉与滑脉"，后世更以"长竿末梢"来形容这种脉象的软弱招招之感。"春三月，此谓发陈，"春季万物生发，但尚处于娇嫩的状态，以"轻虚而滑"的春弦脉反映春季的生发之象，正合其意。在临床上，春弦应为濡软的脉象。

（二）四季脉之夏洪

在《黄帝内经》中，洪脉专指季节脉，又称钩脉。在后世脉法中，则不再将洪脉与钩脉并称，而是将夏季脉称为洪脉，不再称为钩脉。因此，现在所说的"春弦夏洪秋毛冬石"，实际上是后世脉法约定俗成的一种提法。在《黄帝内经》《伤寒论》《难经》中，也把洪脉称为大脉。如《内经》中"察九候，独小者病，独大者病"，这个"大"就是指洪脉。有时，"洪"和"大"会一并使用，如《黄帝内经》中"太阳脉至，洪大以长"，在《伤寒论》中，白虎汤证的重要依据是脉洪大。

常脉中的夏洪，与病脉的洪脉含义一致，均为脉体宽大，没有其他因素的参与。"夏三月，此为蕃秀"，万物已成长壮大，夏洪脉正好与之相应。在临床上，夏洪应为脉体宽大的脉象。

（三）四季脉之秋毛

"秋三月，此谓容平，天气以急，地气以明。"《黄帝内经》中以秋毛为秋天的季节脉，后世用"浮脉"替换"毛脉"，认为秋天的季节脉为浮脉，并被广泛接受。但是，浮脉是脉位浅表，轻取即得，有发散之意，而秋天万物肃杀而呈收敛之象，二者无法对应：①天气为肃杀收敛之气，脉象为什么不收敛，反而呈现出发散的浮脉，与理不通。②假如秋脉为浮脉，而冬脉为沉脉（后文另述），秋冬二季并不相对，却脉象相反，不甚合理。另外，由秋季转入冬季，脉象如何由浮脉变为与之相反的沉脉，其变化过程是怎样的，机理是什么，后世脉法并未解释，也难以给出合理的解释。③临床中发现，秋天的脉象并不带有明显的浮象。

因此，以"浮"替代"毛"作为秋季的季节脉，是不合理的。对于"毛"的合理解释，有必要进一步探寻"毛"的本意。①"毛"为象形文字，始于西周，其金文字形就像弯曲的毛发的形状，本义是指人和动物身上的毛发，引申出细微之意。至汉代（《黄帝内经》成书于西汉时期）"毛"字变得弯曲，寓意为弯曲的毛发（图7-1）。②毛为动物的毛发，有未经加工的表面粗糙之意。③《至真要大论》曰："春不沉，夏不弦，秋不数，冬不涩，是为四塞。"含义是，如果春脉不带冬季的沉象，夏脉不带春季的弦象，秋脉不带夏季的数象（笔者注：应为洪象），冬脉不带秋季的涩象，称为四时之气的闭塞，即四时之脉是承前启后的，具有逐渐变化的过程。在四塞脉中，秋脉为涩脉。至此，"秋毛"应理解为"涩脉"，而不为"浮脉"，在临床中，秋毛应为稍涩稍细的脉象。

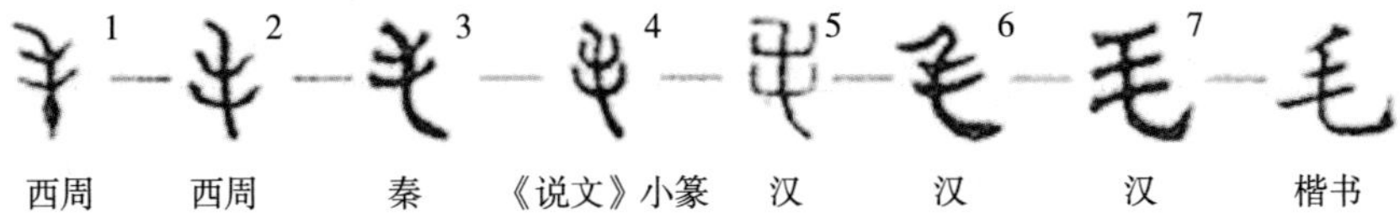

图7-1 "毛"的字形源流

（四）四季脉之冬石

"冬三月，此为封藏"，古人将冬季的季节脉称为"石"，《平人气象论》曰："冬胃微石曰平"。后世脉法用"沉脉"替代"石脉"。沉脉表示脉位较深，如石投水，石沉于底。因此，后世将"石脉"改为"沉脉"，在脉体的位置上反映了"石脉"的特点。但是，后世脉法丢失了"石"的另一个特点。石，就是石头，是构成地壳的坚硬组分，单纯用"沉"代替"石"，会丢失掉"硬"的部分。如前文所述，脉学上对于"硬脉"的描述是不完整的，后世脉法忽视了"硬"的要素也属正常，在此进行补充。在临床上，冬石应为稍沉稍硬的脉象。

（五）四季脉的转化

前文对"春弦夏洪秋毛冬石"的理解和概念进行了梳理和勘误，其中涉及到《黄帝内经》的四塞脉，说明四季脉是承前启后，逐渐转化的。但是，四季脉的转化是如何进行的，转化过程是怎样的，脉象的变化和季节变化之间是一种怎样的对应关系，无论是古脉法还是后世脉法均未给予说明。只有将这个问题分析清楚，才能真正搭建起四季脉的理论框架，使四季脉不再是"躺在"古籍中的文字描述，而变成能够指导应用的临床工具。

传统的脉学著作中，以一个脉象表征一个季节对应的常脉，这种描述过于简化，仅仅以这个季节当中最为突出的脉象进行命名，仿佛一个季节从头至尾都是一种不变的常脉脉象，这与实际是不符的，试想，脉象不可能在立春当天从冬季的石脉直接变成春季的弦脉。在实际生活中，气温会经历不断抬升、高位走平、不断下降和低位走平的循环交替，脉象也会随着季节交替以及季节内部的温度升降，呈现出连续的变化过程。这种变化过程是有迹可循的，经过多年临床实践，发现如下规律（图7-2），可在临床上为识别季节变化对于常脉的影响提供更为精细化的支撑。

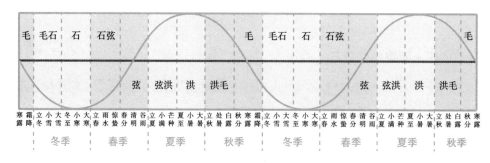

图7-2　四季脉的转化

春季由立春开始，至谷雨结束，在春季的立春、雨水和惊蛰三个节气中，脉象由冬季的石脉向春季的弦脉开始转化，但是此时依然以石脉为基础，弦象逐步增加，石象逐步减弱。从春分开始，石象消退，正式变为弦象，经历春分、清明和谷雨三个节气而结束。

夏季由立夏开始，至大暑结束，在夏季的立夏、小满和芒种三个节气中，脉象由春季的弦脉向夏季的洪脉开始转化，但是此时依然以弦脉为基础，洪象逐步增加，弦象逐步减弱。从夏至开始，弦象消退，正式变为洪象，经历夏至、小暑和大暑三个节气而结束。

秋季由立秋开始，至霜降结束，在秋季的立秋、处暑和白露三个节气中，脉象由夏季的洪脉向秋季的毛脉开始转化，但是此时依然以洪脉为基础，毛象逐步增加，洪象逐步减弱。从秋分开始，洪象消退，正式变为毛象，经历秋分、寒露和霜降三个节气而结束。

冬季由立冬开始，至大寒结束，在冬季的立冬、小雪和大雪三个节气中，脉象由秋季的毛脉向冬季的石脉开始转化，但是此时依然以毛脉为基础，石象逐步增加，毛象逐步减弱。从冬至开始，毛象消退，正式变为石象，经历冬至、小寒和大寒三个节气而结束。

四季脉的转化，就这样伴随着四季交替，周而复始。

四、人生的四季脉——年龄变化

季节对于常脉脉象的影响已经十分清晰，但是，仍有一个重要的问题尚待解决，即面对一个具体个体的时候，如何确定他/她的基准脉象。如前文所述，影响基本脉象的因素很多，如季节、性别、形体等，但是在诸多因素当中，对人体基准脉象影响最大的或者说起决定性作用的因素，是人的年龄。

年龄对于人的基准脉象的影响，历代医家和脉学著作均未涉及，属于脉学研究和实践中的空白领域，导致这种情况可能有如下几个原因：①古人的平均寿命较短，未能经历自身基准脉象的完整变化，导致中医先贤们没有机会发现相关的规律。②后世医家以后世脉法为依据，在临床中逐渐不再使用常脉，也就不存在体察基准脉象的机会。③现代医生，尤其是现代医疗体系建立，实行中医分科制度以后，没有机会完整地经历患者的生命周期，也就没有机会诊察同一患者在不同年龄段的基准脉象的变化。由于笔者的工作经历，在同一个地区完整地经历过患者中的部分群体由儿童至中年，部分群体由青年至老年，部分群体由中年至耄耋之年的过程，因此有机会能够从时间序列的角度，诊察出人的基准脉象是如何随着年龄变化而变化的规律。

《素问·上古天真论》曰："女子七岁，肾气盛，齿更发长；二七而天癸至，任脉通，太冲脉盛，月事以时下，故有子；三七，肾气平均，故真牙生而长极；四七，筋骨坚，发长极，身体盛壮；五七，阳明脉衰，面始焦，发始堕；六七，三阳脉衰于上，面皆焦，发始白；七七，任脉虚，太冲脉衰少，天癸竭，地道不通，故形坏而无子也。丈夫八岁，肾气实，发长齿更；二八，肾气盛，天癸至，精气溢泻，阴阳和，故能有子；三八，肾气平均，筋骨劲强，故真牙生而长极；四八，筋骨隆盛，肌肉满壮；五八，肾气衰，发堕齿槁；六八，阳气衰竭于上，面焦，发鬓斑白；七八，肝气衰，筋不能动，天癸竭，精少，肾藏衰，形体皆极；八八，则齿发去。肾者主水，受五藏六府之精而藏之，故五藏盛，乃能泻。今五藏皆衰，筋骨解堕，天癸尽矣。故发鬓白，身体重，行步不正，而无子耳。"这是以男女具备生殖能力和丧失生殖能力为划分界限，将人的一生划分为三个阶段。

《灵枢·天年》曰："人生十岁，五脏始定，血气已通，其气在下，故好走。二十岁，血气始盛，肌肉方长，故好趋。三十岁，五脏大定，肌肉坚固，血脉盛满，故好步。四十岁，五脏六腑十二经脉，皆大盛以平定，腠理始疏，荣华颓落，发鬓斑白，平盛不摇，故好坐。五十岁，肝气始衰，肝叶始薄，胆汁始减，目始不明。六十岁，心气始衰，苦忧悲，血气懈惰，故好卧。七十岁，脾气虚，皮肤枯。八十岁，肺气衰，魄离，故言善误。九十岁，肾气焦，四脏经脉空虚。百岁，五脏皆虚，神气皆去，形骸独居而终矣。"这是以十年为周期，阐述人在每一个十年的变化。

按照中医的象思维模式，人生可以与自然界的四季相对应，划分出人生的四季，即人生的春夏秋冬。虽然不能机械地按照年龄进行划分，但是可以大致按照人生的阶段划分如下：儿童和少年期，为人生之春；青年、中年和壮年期，为人生之夏；老年期，为人生之秋；耄耋之年，为人生之冬。

将人生划分为四季之后，人生的四季脉，也即人生所处的每一个季节所对应的基准脉象，就与四季脉对应起来，这是笔者经过四十余年的临床经验发现的规律（图7-3）：在儿童和少年期，即人生的春季，基准脉象应为春弦脉，为濡软的脉象；青年、中年和壮年期，即人生的夏季，基准脉象应为夏洪脉，脉象为脉体宽大；老年期，即人生的秋季，基准脉象应为秋毛脉，为稍涩稍细的脉象；耄耋之年，即人生的冬季，基准脉象应为冬石脉，为稍沉稍硬的脉象。

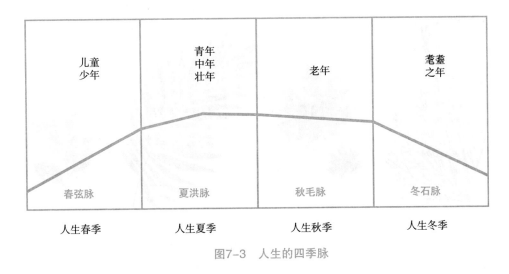

图7-3　人生的四季脉

五、常脉小结

本章详细论述了常脉的意义和影响因素，常脉作为人的基准脉象，是古脉法体系的基准。前文重点论述了季节和年龄对于常脉变化的影响。

根据临床经验，人的基准脉象（常脉）是以人生四季脉为基础，叠加其他因素对脉象的影响而形成的。影响基准脉象的权重顺序为，年龄>性别>体形>季节。脉诊学习者，应在学习中和实践中，不断体会常脉的特点和变化，从而寻找到指下的诊断坐标。

第八章

古脉法体系脉象分析方法

一、古脉法分析方法

本书旨在建立一套实用、简洁、准确的辨证体系，古脉法的分析方法是中医辨证体系的具体步骤。古脉法分析方法的内核包括整体脉象分析、察独和运气脉。相关内容在临床应用中已经逐渐被边缘化，甚至许多医者干脆未听说过相关的内容，令人感到十分可惜，在此录以备考。

（一）整体脉象分析

整体脉象分析要解决的问题是，判断患者的脉象是否符合常脉。常脉是正常脉象，说明患者身体健康或基本健康，尽管患者可能主观上会感到各种不舒服，但是并无大碍。《伤寒论·平脉法》曰："人病脉不病者曰内虚，以无谷神，虽困无苦。"这类人群往往没有器质性的变化，仅为脏腑功能失调或情志因素所引起的躯体症状，此时，仅需依据各脏腑的虚实寒热进行调治，症状便会迅速减轻直至消失。

当患者的脉象与常脉不符时，分析方法如下：以脉的位置，包括沉脉和浮脉区分表证和里证，以脉的形状和力度，包括洪脉、细脉、有力脉和无力脉区分实证和虚证，以脉的至数，包括迟脉和数脉区分寒证与热证，在区分整体脉象的表里、寒热、虚实之后，再分别诊察左右寸关尺的脉象，以收集各个脏腑寒热虚实的具体情况。

在古脉法的分析中，不论是整体脉象还是分部脉象，都要遵循一个基本原则，即《素问·至真要大论》所说的"至而和则平，至而甚则病，至而反者病,至而不至者病,未至而至者病,阴阳易者危。"这个原则虽然出自运气学的论述,阐明人的脉象应与运气相符,不符者为病,但是这并不仅仅局限于运气学之中,而应当成为古脉法分析的重要原则。在这个原则当中,虽然仅阐述了运和气的因素,但在临床应用中,还应将分析因素扩展到本书在常脉中分析的诸多因素,包括年龄、性别、体质、季节等,具体内容可参本书常脉的部分。

（二）察独

察独,《素问·三部九候论》曰:"察九候、独小者病、独大者病、独疾者病、独迟者病、独热者病、独寒者病、独陷下者病。"这篇虽然在论述遍身诊的诊法,但在临床实践中,早已潜移默化地移植到独取寸口的诊法之中,因此,对"独疾者病,独迟者病"不应理解为寸关尺的速率问题,由于寸关尺的跳动是由心脏搏动决定的,其速率是一致的,不会出现快慢不一的问题。这里强调的"察独",是诊察某个部位与其他部位的不同,如果将"独疾者病,独迟者病"改为"独浮者病,独沉者病",则问题迎刃而解。

正常脉象为左右寸关尺均呈从容和缓,胃气充盈的脉象。如果某一部脉出现了异常变化,则意味着该部脉所主的脏腑发生了病变,诊察这种异常变化是诊脉时必须遵循的原则。左右寸关尺主五脏,而五脏统领六腑,通过察独可以清晰地将病变定位于某个脏腑,这在临床中非常重要。

以糖尿病为例进行说明:①糖尿病早期出现"三多一少"的情况（多食,多饮,多尿,体重减轻）,此时脉的部位之独不明显,而整体脉象之独明显,即洪大脉。《伤寒论》曰:"阳明脉大",以此定为阳明病,用人参白虎汤的效果非常明显,除了能迅速缓解症状之外,血糖数值也能够很快恢复正常,此为"脉象之独"。②当今在临床中更为常见的糖尿病患者,多数是在常规体检时发现血糖升高,或者已经长期患病,日常通过服药或注射胰岛素控制血糖数值在合理范围。在这个阶段,察独是部位之独,即左关,可以把糖尿病的病变定位在肝,在此基础上,诊察肝脉存在虚损之象。这种定位和定性，是糖尿病的诊断根本。尽管糖尿病的辨证分型已达数十种之多，但从脉象"察独"就可以直接定位在肝的虚损上，直指核心病机。

对于失眠，察独同样重要。失眠的中医病因如下，在部位之独方面：①"胃不和则卧不安"，病属脾胃，脉象在右关，调理脾胃即可；②情志方面，心神失养，劳倦伤心，病属心，脉象在左寸，调心即可；③肝血不足，"虚劳虚烦不得眠"，病属肝，脉象在左关，或洪大无力或无力，调肝即可。在脉象之独方面，则有少阴热化，"少阴病，得之二三日以上，心中烦，不得卧，黄连阿胶汤主之。"此脉象为"少阴之为病，脉微细，但欲寐"，此不为部位之独，而是整体脉象的沉细数。

如此以脉象察独，可以直接掌握病机而迅速起效，避免了空洞的理论分析和推演，从而取得满意的临床效果。

此外，察独还可以帮助医生避免受到患者自诉偏颇的影响。曾有一中年男性就诊，和笔者自诉的第一句话是"我心脏不好"，笔者问："检查过吗？"答："检查过"。仔细诊脉，脉象平和，尤其心脉平和，当即否定他："你的心脏没问题。"患者问："你确定？"笔者答："确定。"如此反复了三次，患者才笑着说道："近十年，我的心脏确实不舒服，反复检查心脏也查不出问题。"为什么敢如此确定地否定患者自诉的心脏问题，就是在心脉上没有见到"独"的脉象。

最后，察独还可发挥"预警"的功能。①中年男性，肥胖，面色及口唇发黑，以湿疹就诊。诊脉其右关与尺之间沉涩不顺畅，于是告知患者，湿疹不重要，只是身痒而已，并且中医治疗湿疹的效果非常好。现在重要的是这种脉象提示肠道特别容易长"东西"（肿瘤），要先把长肿瘤的风险解除。此时，患者告知去年才做的肠息肉切除，要求每年再检查一次，遂以大剂附子大黄汤消寒积，解除易"长东西"的风险。②中年男性，感觉疲惫就诊。自认为工作劳累所致，诊其脉，心脉独小而无力，告知他现在有一定"心源性猝死"的风险，今天开始必须认真喝药，患者问是否需要到医院进行检查，告之这种脉象的风险，在医院是检查不出结果的。然而无奈的是，中医对此拿不出肉眼可见的客观证据（这也为以中医为幌子的骗子提供了广阔的行骗空间），只能告知患者现在必须遵医嘱，认真喝药，一到两周后，脉象会有明显的变化，风险就会降低。一周之后，患者脉象出现了明显变化，两周之后心脉平和，告之危险解除。

（三）运气脉

运气学是《黄帝内经》的重要组成部分，历代医家对此有褒有贬，本书仅阐述与脉象有关的部分。运气学将一年分为六气，风寒暑湿燥火，分别用三阴三阳进行表征，即：厥阴风木，少阴君火，少阳相火，太阴湿土，阳明燥金，太阳寒水。对比发现，运气学把一年四季均分为六个等份，是在四季的基础上进一步细分，见图8-1。

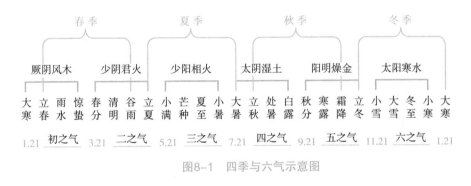

图8-1　四季与六气示意图

运气学是中医的预测学，预测内容由两部分组成，一是疫情的预测，即阳干阳支或阴干阴支失守后三年化疫的模型，用以预测三年后发生何种疫疠，本书仅阐述与脉学有关的内容，不涉及此模型的讲解。二是对个体身心疾病的预测。

在个体身心疾病的预测模型中，有三个重要组成部分，一是当年的运气学条件，二是个体的体质（《黄帝内经》中的阴阳二十五人），三是个体的脉象。脉象才是这个预测模型的灵魂与核心，没有脉象这个灵魂，运气学的预测就是空中楼阁。一个简单的事实是，如果缺少脉象这个参数，那么在同一年同一季，大江南北，无论男女老幼均是同一种预测结果，何其荒谬。然而，目前中医业内大部分研究五运六气的人，都在这个层面上进行着玄学推演。对于初学者来说，在涉猎运气学时，可暂不应用六气脉，而直接应用四季脉即可。

无论是一年四季，还是六气，其表征的脉象应当是一致的，否则便难以进行解释和应用。运气学中，对于一年六气脉象的描述如下："帝曰，其脉至何如？岐伯曰：厥阴之至其脉弦，少阴之至其脉钩，太阴之至其脉沉，少阳之至大而浮，阳明之至短而涩，太阳之至大而长。"

厥阴之至其脉弦。每年初之气所属的一段时间（每年的1月21日至3月21日之间）或风气偏胜之时，脉象为"弦"。这段时间，与春季的绝大部分时间吻合，即立春、雨水、惊蛰三个节气，再加上一个冬季的大寒。由于四季是从立春、立夏、立秋和立冬开始，而运气学的初之气是从大寒之日起始，因此初之气即厥阴之气的脉弦与春弦相吻合。

少阴之至其脉钩。每年二之气所属的一段时间（每年的3月21日至5月21日之间，包含春分、清明、谷雨、立夏四个节气）或热气偏胜的时间，脉象为四季脉中的"夏钩"，即洪脉。在节气中，只有立夏为夏季，春分、清明、谷雨均在春季，但均出现夏季的钩脉。此处，与四季脉的描述有些许不吻合之处，在四季脉中，春分、清明和谷雨三个节气，应为弦脉（可参四季脉相关内容），不为洪脉。在这里，二者看似不同，实则并不矛盾，四季脉是在特定时段内正常气候条件下出现的脉象，而运气脉则进一步考虑了气候出现异常波动的情况，属于动态变化之下的脉象，二者结合分析，才能够体现常脉的基准与动态。因此，笔者强调，对于初学者，不必在学习之初研究运气脉，掌握常脉即可。

少阳之至其脉大而浮。每年三之气所属的一段时间（每年的5月21日至7月21日，包含小满、芒种、夏至、小暑四个节气）或火气偏胜之时，脉象为

"大而浮"。这四个节气，均是夏季的节气，脉象与夏洪相吻合。

太阴之至其脉沉。每年四之气所属的一段时间（每年的7月21日至9月21日，包含大暑、立秋、处暑、白露四个节气）或湿气偏胜之时，脉象为"沉"。这个沉并非后世脉法中单纯以部位在下而言的沉脉，对此，《素问·平人气象论》曰："平脾脉来，和柔相离，如鸡践地，曰脾平。"张介宾注解为："和柔，雍容不迫也，相离，匀静分明也，如鸡践地，从容轻缓也，此即充和之气，亦微软弱之义，是为脾之平脉。"这个时间段，黄河流域正是气温最高，降雨量最大，湿气最重的时期，对应人体的脾脏，因此脉象应当为濡软从容的轻缓之脉。这种脉象在四季脉中没有对应的论述。这种描述弥补了四季脉中只有春（肝）、夏（心）、秋（肺）、冬（肾）四脏而缺失长夏（脾）脉的不足。在此，笔者并未按照"太阴之至其脉沉"进行解释，而是按照濡软、从容、轻缓进行描述。这样描述的原因在于，如果将太阴脉理解为后世脉法中的部位在下的沉脉，则无法理解后世脉法如何将"秋毛"变为"秋浮"（古脉法中的"秋毛"成为后世脉法中"秋浮"的解释见本书四季脉的内容），也无法理解后世脉法四季脉中"冬石"即冬季脉为部位在下而言的沉脉。

阳明之至短而涩。每年五之气所属的一段时间（每年的9月21日至11月21日，包含秋分、寒露、霜降、立冬）或燥气偏胜之时，脉象为"短而涩"之脉。其中的四个节气均为秋季，因此脉与四季脉中的"秋毛"相吻合。关于此处"短而涩"的脉象描述似乎与被后世脉法称为"秋浮"的四季脉之"秋毛"的脉象不符。《素问·玉机真脏论》曰："帝曰，秋脉如浮，何如而浮？岐伯曰：秋脉者肺也，西方金也，万物之所以收成也，故其气来，轻虚以浮，来急去散，故曰浮。"张介宾对此解释为："毛者，脉来浮，类羽毛之轻虚也。"然而，《素问·平人气象论》却说："平肺脉来，厌厌聂聂，如落榆荚，曰肺平。""秋毛"为秋季脉，为肺脉，《平人气象论》根本没有把"浮"作为肺脉的条件。至于后世医家们把"秋毛"直接表述为"秋浮"显然与《黄帝内经》的原意不符，且与事实严重背离，具体解释可参本书关于四季脉的相关内容。"阳明之至短而涩"，这里是稍涩，但未达到涩脉的程度，又有些许轻虚的特点，这才是"秋毛"的正确表达。

太阳之至大而长。每年终之气所属的一段时间（每年的11月21日至次年的1月21日，包含小雪、大雪、冬至、小寒）或寒气偏胜之时，出现"大而长"的脉象。四季脉的"冬石"脉似乎与太阳之至"大而长"的脉象不尽相符。《素问·玉机真脏论》曰："冬脉如营（石），何如而营（石）？岐伯曰：冬脉者，肾也。北方水也，万物之所以合藏也，故其气来沉以搏，故曰营（石）。"《素问·平人气象论》曰："平肾脉来，喘喘累累如钩，按之而坚，曰肾平。"说明肾脉（石脉）的主要特点是沉而有力，也可以理解为沉长而大，亦即太阳之至的"大而长"。值得注意的是，此处的"大"不能等同理解为后世脉法的只以脉体宽大为条件的"洪脉"。

在六气脉至的描述中，分别加上了六气偏胜之时，如厥阴的风气偏胜，少阴的热气偏胜，少阳的火气偏胜，太阴的湿气偏胜，阳明的燥气偏胜，太阳的寒气偏胜。这种偏胜的叙述非常必要。此时强调的是脉象除了受到季节因素的影响之外，还会受到六气的影响，具体地说，是受到当下气候条件的影响。比如，冬季或六之气太阳寒水，脉象应当沉而有力，但若一冬未降雨雪，气候干燥或北方取暖导致室温过高，空气湿度过低，则燥气偏胜，会出现稍涩的脉象。再如，冬季气温反常，出现暖冬，则脉象在沉而有力的基础上，会出现轻微"春弦"的脉象。又如，春天气温逐渐升高，当出现倒春寒的天气变化时，则"春弦"脉必定会同时出现"冬石"脉。以此类推，"脉应当日"。脉象必定跟随当日的具体气象条件而出现相应的变化。从《黄帝内经》中强调的"气之至，不以脉诊"就是这方面的含义，当然这句话强调的不是以脉诊去判断气候条件，而是依气象条件的变化而判断"脉的至与不至，太过与不及"。

这才是脉学的精髓，是活灵活现的运气学的具体应用。因此运气学不是僵化、固定不变的玄学推演的工具，而是将运气学的模型与医技之脉法结合在一起，形成有血有肉的、具体的、医生可临床操作的工具与技法，不掺杂任何虚无缥缈的玄学。

以上为一年之中六气脉的描述，《黄帝内经》中还有关于南政北政之年脉象的变化，相关段落过于琐碎深奥，初学者可直接忽略。现录于下，不再详解。

《黄帝内经·至真要大论》曰："帝曰：夫子言察阴阳所在而调之，论言人迎与寸口相应，若引绳大小齐等，命曰平，阴之所在寸口何如？岐伯曰：视岁南北，可知之矣。帝曰：愿卒闻之。岐伯曰：北政之岁，少阴在全，则寸口不应；厥阴在泉，则右不应；太阴在泉，则左不应。南政之岁，少阴司天，则寸口不应；厥阴司天，则右不应；太阴司天，则左不应。诸不应者，反其诊则见矣……"

二、后世脉法分析方法

（一）脉诊定位脏腑

以脉诊定位疾病的脏腑病位，是后世脉法的重要贡献。虽然自《难经》开始，就有关于独取寸口的记述，但是真正明确将寸关尺与脏腑对应起来，则是始于《脉经》。本书第五章已明确了相关的对应方法，后世脉法关于脏腑定位的内容，在古脉法体系中进行了借鉴和融合。

（二）脉象主病

自《脉经》开始，后世医家逐渐将脉象与疾病进行直接对应，比如，在左寸见洪脉，则可见目赤、口苦、口疮、心热心烦、目眩、头痛等疾病；在右寸见洪脉，则可见胸胁痛、咳嗽、痰多、咽干痛、喘逆气短等疾病。这种直接对应的方式，丧失了《伤寒论》病证脉并治的灵活性，在临床上并不具有稳定性和优势。这种方式仅是将某种脉象的出现和可能伴随出现的疾病进行了罗列，给出了该种脉象所对应的疾病范围，但是具体会出现哪一种疾病，并不能通过脉象直接确定。在临床上，这种方式并不适用于医生进行诊断，但是"脉象主病"的方式很适合与患者进行沟通时使用。由于患者对于自身的感觉最敏感，因此医生如果通过诊脉就能知晓患者在哪个部位不舒服，以及如何不舒服，便能令患者感到放心与放松，方便医生进一步详细问诊。因此，在古脉法体系中，将后世脉法中的脉象主病部分定位为与患者进行临床问诊沟通的工具，用患者听得懂的语言与患者进行高效沟通。

三、古脉法体系脉象分析方法

古脉法体系脉象分析方法是对古脉法分析方法与后世脉法分析方法的融合（图8-2），吸收了古脉法的分析内核，运用整体脉象分析法、察独的方法，实现对于病性的诊断，运用运气脉的方法，实现对于患者未来疾病发展趋势以及健康趋势的预测；同时继承了后世脉法关于脉诊定位脏腑的方法，实现了疾病病性的诊断和定位，采用后世脉法脉象主病的方式，实现与患者之间的有效沟通，提升临床诊断的准确性，提高患者的就诊体验。

总体上，古脉法体系脉象分析方法，保留了古脉法脉象分析的内核，使之能够应用于现代中医临床之中，使现代中医医生摆脱玄学推演式的诊断模式，同时将后世脉法脉象分析进行了应用层面的定位，使后世脉法的研究成果和临床经验能够更好地服务于患者。

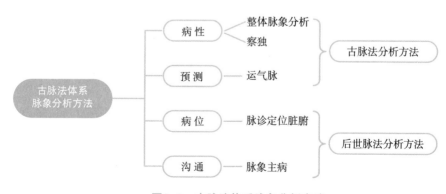

图8-2　古脉法体系脉象分析方法

第四部分

古脉法体系四象辨证模型与
古脉法体系四象体质分型

9 第九章
古脉法体系四象辨证模型

10 第十章
古脉法体系四象体质的含义与依据

11 第十一章
古脉法体系四象体质的分型方法

12 第十二章
古脉法体系四象体质的调治原则

辨证，是指通过望、闻、问、切四诊收集辨证素材的基础上，对所得资料进行分析与综合，以判别疾病，探求病因，确定病位，预测疾病发展趋势的一种诊断方法，为临床治疗提供依据。辨证作为临床诊断的直接应用，以及治疗处方的前置环节，辨证是否准确，直接关系到治则是否准确，治法是否得当，因此，辨证是每一位中医医生绕不开的重要学习任务。

体质是中医对于一个人先天禀赋与后天影响的综合判定，在辨别体质的基础上进行治疗，才能够取得事半功倍的效果。体质医学在近代开始出现，至今呈现出蓬勃发展的迹象。然而，体质与辨证之间是怎样的关系，二者在理论上有何关联，在临床中二者又该如何配合，至今并未得到清晰的解释。

本部分就两者的关系进行梳理，并在理论上打破了横亘在两者之间的壁垒，使中医辨证和体质学说在理论上形成联结，在临床上形成了合力。本部分第九章主要介绍中医教材中的主要辨证模型，在此基础上提出古脉法体系四象辨证模型，并探讨了古脉法体系四象辨证模型与古脉法体系四象体质之间的关系。第十章、第十一章和第十二章，详细介绍了古脉法体系四象体质的含义和意义，以及古脉法体系四象体质的分型方法和调治原则，为临床应用进行技术铺垫和解读。

古脉法体系四象辨证模型

中医教材中的主要辨证模型包括六经辨证、八纲辨证、阴阳虚损辨证、气血辨证、津液辨证、卫气营血辨证、三焦辨证和脏腑辨证。所有辨证模型均为前人艰辛探索而得，也都针对特定问题发挥了相应的作用；然而，实事求是地说，上述辨证模型并非完美，甚至问题不少，特别是在临床应用中，还存在诸多问题。如何认识这些问题，进而解决这些问题，关系着能否进一步提升中医辨证模型的理论基础和临床适用性。

本章重点剖析中医主要辨证模型在理论和临床方面的问题，摆事实，讲道理，将这些辨证模型的贡献和不足进行总结，并在此基础上，提出更为完善且更适用于临床的古脉法体系四象辨证模型，以供同仁参考。本章中关于中医主要辨证模型的基础内容，部分参考《中医诊断学》教材（新世纪第四版）的论述。

一、中医主要辨证模型的理论与临床问题

（一）中医主要辨证模型与特点

1. 六经辨证

六经辨证是张仲景在《伤寒论》中根据证候特点而创立的一种辨证方法，是中医临床辨证的首创，为后世各种辨证方法的形成奠定了基础，在中医临床的发展史中起到了重要作用。

后人将六经辨证归纳为太阳病证、阳明病证、少阳病证、太阴病证、少阴病证和厥阴病证六类，从病位、病性和病势进退等方面阐述疾病的发生、

发展与变化，用以指导临床的诊断和治疗。六经辨证的证候表现见表9-1。

表9-1　六经辨证的证候表现

病	证候	脉
太阳病	头项强痛而恶寒	脉浮
阳明病	胃家实也	脉大
少阳病	往来寒热，胸胁苦满，默默不欲饮食，心烦喜呕，口苦，咽干，目眩	脉弦
太阴病	腹满而吐，食不下，口不渴，自利，时腹自痛	脉濡
少阴病	但欲寐	脉微细
厥阴病	消渴，气上撞心，心中疼热，饥而不欲食，食则吐蛔	

六经辨证的最大贡献是确定了辨证的核心目标，即明确患者的病位与病性，以此为基础，分出太阳病、少阳病、阳明病、太阴病、少阴病和厥阴病，在每一种类型中，根据不同的症状，随证治之。

六经辨证的第二个重要贡献在于，确定了一条最优的临床辨证的技术路线。这条技术路线，是以证状（包括主证和兼证）+脉象为核心，划分证型，分别采用"汗法""下法""和法"等固定治法。这种辨证的技术路线，一方面保证了证型划分的简易性，即通过几个简单的证状就可以直接确定证型，如出现"脉浮，头项强痛而恶寒"，可以直接判定为太阳病；当证状存在交叉和重叠时，以脉象进行甄别；当出现脉象相同而证状不同时，又以证状作为参照，从而保证了证型划分的准确性，避免在证型划分时出现模棱两可的情况，实现了治法的高度灵活性。

由于《伤寒论》面对的是外感疾病，多为全身性反应，很少涉及具体脏腑，因此张仲景高明地采用了全身的表、里、半表半里反映病位，而未定位至脏腑，导致后世有注家认为《伤寒论》只能治外感，不能治内伤，虽然实践证明《伤寒论》既治外感，又治内伤，但是病位的定位没有进一步进行明确，客观上也是后世出现类似争论的原因。同时，六经辨证在病性方面，通过记录证候的方式，形成了朴素的辨证方法，提炼出这些证候的共性要素，即全身的"表、里、半表半里"的"寒热虚实"。

2. 八纲辨证

八纲辨证，是指运用八纲对四诊所收集的各种病情资料进行分析和归纳，从而辨别疾病现阶段病变部位深浅、疾病性质寒热、正邪斗争盛衰和病证类别阴阳的方法。通过八纲辨证，可找出疾病的关键所在，掌握其要领，确定其类型，推断其趋势，为临床治疗指出方向。因此，八纲辨证是用于分析疾病共性的一种辨证方法，在诊断过程中能够起到执简驭繁、提纲挈领的作用。

八纲辨证在《黄帝内经》中未专门提及，但是有相关内容的分散化描述；在《伤寒论》中有具体的应用，本质上是对六经辨证的进一步提炼和总结；至明代，众多医家开始接受八纲辨证的内容和概念，如张三锡的《医学六要》说："古人治病大法有八，曰阴，曰阳，曰表，曰里，曰寒，曰热，曰虚，曰实"；张景岳的《景岳全书》说："阴阳既明，则表与里对，虚与实对，寒与热对，明此六变，明此阴阳，则天下之病固不能出此八者"；近人祝味菊在《伤寒质难》中说："所谓八纲者，阴阳、表里、寒热、虚实是也。"正式提出了"八纲"的名称。

八纲，是指阴、阳、表、里、虚、实、寒、热八个纲领。阴阳是区分疾病类别、归纳病证的总纲，并可涵盖表、里、虚、实、寒、热六纲；表、里是用以辨别病位深浅的基本纲领；寒、热、虚、实是用以辨别疾病性质的基本纲领。八纲辨证的证候表现如表9-2。

表9-2　八纲辨证的证候表现

证型	证候	脉
表	新起恶风寒，或恶寒发热，头身疼痛，喷嚏，鼻塞，流涕，咽喉痒痛，舌淡红，苔薄	浮脉
里	范围广泛，非表证和半表半里的特定证，均属里证	沉脉或其他脉象
（半表半里）	寒热往来，胸胁苦满，心烦喜呕，默默不欲饮食，口苦，咽干，目眩	弦脉
寒	恶寒，或畏寒喜暖，肢冷蜷卧，局部冷痛，口淡不渴，痰、涕、涎液清稀，小便清长，大便溏薄，面色白，舌质淡，苔白而润	紧脉或迟脉
热	发热，恶热喜冷，口渴欲饮，面赤，烦躁不宁，痰涕黄稠，小便短黄，大便干结，舌红少津，苔黄燥	数脉
虚	病程长，多虚弱萎靡，声低息微，喜按或按之不痛，多潮热微热，畏寒得温则减，舌质嫩苔少或无	无力
实	病程短，多壮实亢奋，声高气粗，拒按或按之疼痛，多为高热，恶寒得温不减，舌质老，苔厚	有力
阴	总纲	
阳	总纲	

八纲辨证对六经辨证进行了提炼和总结，明确了"表里、虚实、寒热"的纲领，并以"阴阳"为总纲。这一点在辨证的规范性和标准化方面实现了突破，并且这些纲领直接对应"寒者热之，热者寒之，虚者补之，实者泻之"的治则，使临床治疗的方向清晰明确。八纲辨证在选择证候方面，继承了六经辨证的独立不交叉原则，使辨证过程清晰明确。

八纲辨证的不足在于：①依然未能将病位从表里扩展至脏腑；②虽然在辨证的规范性和标准化方面有所进步，但是也失去了"随证治之"的灵活性，将能够归于"表里、虚实、寒热"的证候进行归类，但是对于那些不属于"表里、虚实、寒热"的兼证，未能就如何有效处置进行总结，因此被有些后世注家认为"笼统"和"抽象"，不能仅靠八纲进行治疗，在一定程度上也是符合实际的；③有部分医家认为，需要对疾病进行深入分析，而不能仅仅依靠纲领性辨证进行治疗，对八纲辨证提出了批评。笔者认为，辨证究竟要辨到哪一个层面，要看临床的具体需要，辨证并非越辨到底层越好。但是，辨证的历史按照这部分医家的意见发展了，后文将对这个问题进行进一步的阐述。

3. 阴阳虚损辨证

阴阳虚损辨证，是根据阴阳的生理和病理特点，对四诊所收集的各种病情资料进行分析、归纳，辨别疾病当前病理本质是否存在着阴阳虚损病证的辨证方法。

阴阳虚损辨证主要内容包括阳虚证、阴虚证、亡阳证和亡阴证。阴阳虚损的证候表现见表9-3。

表9-3　阴阳虚损辨证的证候表现

证型	证候	脉
阳虚证	畏寒，肢冷，口淡不渴，或喜热饮，或自汗，小便清长或尿少浮肿，大便稀薄，面色㿠白，舌淡胖嫩，苔白滑	脉沉迟无力
阴虚证	形体消瘦，口燥咽干，两颧潮红，五心烦热，潮热盗汗，小便短黄，大便干结，舌红少津，少苔	脉细数
亡阳证	冷汗淋漓，汗液稀淡，面色苍白，手足厥冷，肌肤不温，神情淡漠，呼吸气弱，舌质淡润	脉微欲绝
亡阴证	汗热而黏，如珠如油，身热肢温，虚烦躁扰，呼吸气急，口渴饮冷，小便极少，皮肤皱瘪，目眶凹陷，面赤颧红，唇舌干焦	脉细数疾，按之无力

阴阳虚损辨证是在病性属性方面的扩展，将"寒热"扩展至阳虚证和阴虚证的层面。不足在于：①缺少病位属性；②缺少与"阳虚、阴虚"对应的"实寒、实热"；③所谓"阳虚、阴虚"是对"寒热"的进一步细化，但是"阳虚、阴虚"本身也是根据证候进行的归纳与总结，并不是产生这种证候的原因，因此这种细化表面上将八纲的病性属性拓展到了更进一步的层面，但是实际上仍然不是真正的病因分析，这一点在后面的气血辨证、津液辨证和脏腑辨证中同样存在。

4. 气血辨证

气血辨证是根据气血的生理功能、病理特点，对四诊收集的各种病情资料进行分析、归纳，以辨别疾病当前病理本质是否存在着气血病证的辨证方法。

气血是构成人体和维持人体生命活动的基本物质，其生成与运行有赖于脏腑生理功能的正常，而脏腑功能活动也依赖于气血的推动与荣养。因此，当脏腑功能失调时，就必然影响气血的生成、输布与运行，从而产生气血的病变；反之，气血的病变也会导致脏腑功能的失常。两者在生理上相互依存，相互促进，在病理上相互影响。故气血辨证与脏腑辨证必须相互结合，互为补充。

气血辨证主要包括气病辨证、血病辨证和气血同病辨证。

气病范围较广，常见证型有气虚证、气陷证、气不固证、气脱证、气滞证、气逆证、气闭证等。气病辨证的证候表现见表9-4。

表9-4　气病辨证的证候表现

证型	证候	脉
气虚证	神疲乏力，少气懒言，气短，头晕目眩，自汗，动则诸证加剧，舌质淡嫩	脉虚
气陷证	头晕眼花，神疲气短，腹部坠胀，或久泻久痢，或见内脏下垂、脱肛、阴挺等，舌质淡嫩	脉虚
气不固证	气短，乏力，面白，舌淡嫩；或自汗不止；或流涎不止；或遗尿，余溺不尽，小便失禁；或大便滑脱失禁；或各种出血；或妇女月经过多，崩漏；或滑胎，小产；或男子遗精，滑精，早泄	脉虚
气脱证	呼吸微弱而不规则，汗出不止，口开目合，手撒身软，神识朦胧，面色苍白，口唇青紫，二便失禁，舌质淡白，舌苔白润	脉微
气滞证	胸胁脘腹等处胀闷疼痛，症状时轻时重，部位不固定，胀痛常随情绪变化而增减，或随嗳气、矢气、太息等减轻，舌象无明显变化	脉象多弦
气逆证	咳嗽，喘促；或呃逆，嗳气，恶心，呕吐；或头痛，眩晕，甚至昏厥，呕血	/
气闭证	突发神昏、晕厥；或脏器绞痛；或二便闭塞；呼吸气粗、声高	脉沉实有力

血病的主要生理变化为血液不足，或血行障碍，常见证型为血虚证、血脱证、血瘀证、血热证与血寒证。血病辨证的证候表现见表9-5。

表9-5　血病辨证的证候表现

证型	证候	脉
血虚证	面色淡白或萎黄，眼睑、口唇、爪甲色淡，头晕眼花，心悸，失眠多梦，健忘，肢体麻木，妇女经血量少色淡或闭经，舌淡苔白	脉细无力
血脱证	面色苍白，头晕，眼花，心悸，舌淡或枯白	脉微或芤
血瘀证	疼痛、肿块、出血、瘀血涩脉征	脉涩或结代
血热证	咳血、吐血、衄血、尿血、便血、崩漏，女子月经量多或月经先期，血色鲜红，质地黏稠，舌红绛	脉弦数
血寒证	手足或局部冷痛、肤色紫暗发凉，形寒肢冷，得温则减；或少腹拘急冷痛；或为痛经，经色紫暗，夹有血块；舌淡紫，苔白润或滑	脉沉迟或弦紧或涩

气与血在生理上具有相互依存、相互资生、相互为用的关系。气与血在病理上相互影响，气病可影响及血，血病也可波及气，这种既见气病又见血病的状态即为气血同病。常见的气血同病的证型有气血两虚证、气虚血瘀证、气不摄血证、气随血脱证和气滞血瘀证。气血同病的证候表现见表9-6。

气血辨证同样是在病性属性方面进行了扩展，将"虚实、寒热"在"气"和"血"的物质层面进行深化。气血辨证的贡献在于，将临床证候进行进一步细分，将诸多证候划分至"气""血"和"气血"的层面，并在此基础上体现"寒热虚实"的变化，同样是对病性属性的深化，也更利于中医对疾病进行解释。但是不足之处与阴阳虚损辨证相似：①缺少病位属性；②不同证型的证候之间，已不再是独立不重叠的关系，如"血虚证""气虚血瘀证"和"气不摄血证"中，均可有"面色淡白"的证候，如果这三类证型中的其他证候并不明显或者难以辨识时，这三类证候是无法进行区分的。③"气""血"和"气血"划分出的相关证型，仍然是根据临床证候进行提炼和总结的分类，并不是患者出现相关证候的根本原因。比如吐血，一定

表9-6　气血同病的证候表现

证型	证候	脉
气血两虚证	神疲乏力，少气懒言，自汗，面色淡白或萎黄，口唇、眼睑、爪甲色淡白，头晕目眩，心悸失眠，形体消瘦，肢体麻木，月经量少色淡，或闭经，舌质淡白	脉弱或虚
气虚血瘀证	面色淡白或面色晦滞，倦怠乏力，少气懒言，胸胁或其他部位疼痛如刺，痛处固定不移，拒按，舌淡暗或淡紫或有紫斑、紫点	脉涩
气不摄血证	鼻衄、齿衄、皮下紫斑、吐血、便血、尿血、月经过多、崩漏等各种出血，面色淡白无华，神疲乏力，少气懒言，心悸失眠，舌淡白	脉弱
气随血脱证	大量出血时，突然面色苍白，气少息微，大汗淋漓，手足厥冷，甚至晕厥，或舌淡	脉微或芤或散
气滞血瘀证	局部胀闷走窜疼痛，甚或刺痛，疼痛固定、拒按；或有肿块坚硬，局部青紫肿胀；或有情志抑郁，急躁易怒；或有面色紫暗，皮肤青筋暴露；妇女可见经行不畅，经色紫暗或夹血块，闭经或痛经；舌质紫暗或有紫斑、紫点	脉弦或涩

是"气不摄血"或者"血热"导致的吗？如果进一步分析，气是什么，血又是什么，目前中医依然难以给出具有说服力的定义和直接证据。如果连主体都没有明确的定义和证据，又如何分析主体所衍生出来的各种"寒热虚实"变化呢？这种病性属性向病因方向的细化，在临床上的实际意义并不大。当然，前人探究病因的努力和尝试值得充分尊重与肯定，并且在当时缺乏现代科技和设备支撑的情况下，客观上是难以对根本病因进行探查的。实事求是地说，当代医者需要充分肯定前人的研究初衷，同时也要知晓这类向病因方向扩展的辨证模型的基础，是依据医家的"推测"甚至是"想象"。

5. 津液辨证

津液辨证是根据津液的生理和病理特点，对四诊所收集的各种病情资料进行分析、归纳，辨别疾病当前病理本质是否存在津液病证的辨证方法。

津液病主要以津液亏虚和津液输布与运行障碍为主，常见证型有津液亏虚证、痰证、饮证和水停证等。津液病的证候表现见表9-7。

表9-7　津液病的证候表现

证型	证候	脉
津液亏虚证	口、鼻、唇、舌、咽喉、皮肤干燥，或皮肤枯瘪而缺乏弹性，眼球深陷，口渴欲饮，小便短少而黄，大便干结难解，舌红少津	脉细数无力
痰证	咳嗽痰多，痰质黏稠，胸脘痞闷，恶心纳呆，呕吐痰涎，头晕目眩，形体肥胖，或神昏而喉间痰鸣，或神志错乱而为癫、狂、痴、痫，或肢体麻木、半身不遂，或某些部位出现圆滑柔韧的包块等，舌苔腻	脉滑
饮证	脘腹痞胀，水声辘辘，泛吐清水；胁间饱满，咳唾引痛；胸闷，心悸，息促不得卧；身体、肢节疼重；咳嗽痰多、质稀色白，甚则喉间哮鸣；头目眩晕；舌苔白滑	脉弦或滑
水停证	头面、肢体甚或全身浮肿，按之凹陷不起，或为腹水而见腹部膨隆，叩之音浊，小便短少不利，周身困重，舌淡胖，苔白滑	脉濡或缓

津液辨证也是对病性属性的扩展，是对气血辨证的补充。不足之处在于：①没有定位至脏腑；②属于补充类的辨证模型，无法独立应用。

6. 卫气营血辨证

卫气营血辨证，是清代医家叶天士创立的一种辨治外感温热病的辨证方法。温热病是一类由温热病邪所引起的热象偏重并具有一定季节性和传染性的外感疾病。叶氏应用《黄帝内经》中关于"卫""气""营""血"的分布和生理功能不同的论述，将外感温热病发展过程中所反映的不同的病理阶段，分为卫分证、气分证、营分证、血分证四类，用以阐明温热病变发展过程中病位的深浅、病情的轻重和传变的规律，并指导临床治疗。

卫气营血，代表着温热病浅深、轻重不同的四个病理阶段。温热病邪从口鼻而入，首先犯肺，由卫入营，由营入血，病邪步步深入，病情逐渐深重。卫分证主表，邪在肺与皮毛，为外感温热病的初起阶段；气分证主里，病在胸、膈、胃、肠、胆等脏腑，为邪正斗争的亢盛期；营分证为邪入营分，热灼营阴，扰神窜络，病情深重；血分证为邪热深入血分，血热亢盛，耗血动血，瘀热内阻，为病变的后期，病情更为严重。卫气营血辨证的证候表现见表9-8。

表9-8　卫气营血辨证的证候表现

证型	证候	脉
卫分证	发热，微恶风寒，头痛，口干微渴，舌边尖红，苔薄黄，或伴有咳嗽，咽喉肿痛	脉浮数
气分证	（1）发热，不恶寒，反恶热，汗出，口渴，尿黄，舌红苔黄；（2）或见日晡潮热，便秘腹胀，痛而拒按，甚或谵语、狂乱，苔黄干燥甚则焦黑起刺；（3）或见口苦咽干，胸胁满痛，心烦，干呕	（1）脉数有力；（2）脉沉实；（3）脉弦数
营分证	身热夜甚，口不甚渴或不渴，心烦不寐，甚或神昏谵语，斑疹隐隐，舌质红绛无苔	脉细数
血分实热证	身热夜甚，躁扰不宁，甚者神昏谵语，舌质深绛；或见斑疹显露，色紫黑，或吐血、衄血、便血、尿血；或见四肢抽搐，颈项强直，角弓反张，目眶上视，牙关紧闭	脉弦数
血分虚热证	持续低热，暮热早凉，五心烦热，或见口干咽燥，形体干瘦，神疲耳聋，舌干少苔，或见手足蠕动	脉虚细

卫气营血辨证在病位属性上进行了延伸，将"表里"拓展至"卫""气""营""血"四个层次，由表及里逐渐深入，成为治疗温病的重要辨证模型。卫气营血辨证的不足在于：①适用范围仅限于温病，适用范围受到局限；②病位属性虽然有所细化，但是无法对应至脏腑。

7.三焦辨证

三焦辨证是清代著名医家吴鞠通创立的一种诊治温热病的辨证方法。其依据《黄帝内经》和先贤对三焦所属部位的论述，结合张仲景六经辨证及叶天士卫气营血辨证，以临床温热病的传变特点及规律为核心总结而成。

三焦辨证在阐述三焦所属脏腑病理变化及其临床表现的基础上，也反映着温病发展过程中的不同病理阶段，说明了温病初、中、末三个不同阶段。从三焦证来看，上焦病证主要包括手太阴肺和手厥阴心包的病变，而手太阴肺经证多为温病的初起阶段，病情轻浅；手厥阴心包经证为肺经温热邪气内陷心包之证。中焦病证主要包括足阳明胃、足太阴脾及手阳明大肠的病变，而足阳明胃主燥，易从燥化，多为里热燥实证；足太阴脾主湿，易从湿化，多为湿温病证。中焦病证多为温病的中期阶段，病情较重。下焦病证主要包括足少阴肾和足厥阴肝的病变，属温病的末期阶段，多表现为肝肾阴虚之证，病情较重。三焦辨证的证候表现见表9-9。

表9-9　三焦辨证的证候表现

证型	证候	脉
上焦病证	（1）发热，微恶风寒，微汗出，头痛，咳嗽，鼻塞，口渴，舌边尖红；（2）或但热不寒，多汗，烦躁口渴，咳嗽，气喘，苔黄；（3）甚则高热，神昏，谵语，舌謇，肢厥，舌质红绛	（1）脉浮数；（2）脉数；（3）脉细数
中焦病证	（1）身热气粗，面红目赤，腹满便秘，渴欲饮冷，口燥咽干，唇裂舌焦，小便短赤，大便干结，苔黄燥或焦黑，甚则神昏谵语；（2）或身热不扬，头身困重，胸脘痞闷，泛恶欲呕，小便不利，大便不爽或溏泄，舌苔黄腻	（1）脉沉实有力；（2）脉细而濡数
下焦病证	（1）身热，手足心热甚于手足背，颧红，口舌干燥，神倦，耳聋，舌红少苔；（2）或见手足蠕动，或瘈疭，神倦	（1）脉虚大；（2）脉虚

三焦辨证和卫气营血辨证类似，也是在病位属性上有所延伸，不足之处也在于：①适用范围仅为温病；②病位无法定位于脏腑。

8. 脏腑辨证

脏腑辨证是根据脏腑的生理功能及病理特点，对四诊所收集的各种病情资料进行分析、归纳，辨别疾病所在的脏腑部位及病性的一种辨证方法。脏腑辨证作为病位辨证的方法之一，其重点是辨别疾病所在的脏腑部位。

脏腑辨证是脏腑病理变化反映于外的客观征象。脏腑辨证的过程，首先是辨明脏腑病位。由于各脏腑的生理功能不同，疾病过程中所表现的症状、体征也各不相同。因此，熟悉各脏腑的生理功能及其病理特点，是脏腑辨证的关键所在。其次要辨清病性，结合病变所在的脏腑病位，分辨在此病位上的具体病性。病性辨证是脏腑辨证的基础，只有辨清病性，才能确定治疗原则，只有辨清病位才能使治疗更有针对性。

脏腑辨证主要包括心与小肠病辨证、肺与大肠病辨证、脾与胃病辨证、肝与胆病辨证、肾与膀胱病辨证和脏腑兼病辨证。脏腑辨证的证候表现见表9-10至表9-15。

表9-10　脏腑辨证——心与小肠病辨证的证候表现

证型	证候	脉
心血虚证	心悸，失眠，多梦，健忘，头晕眼花，面色淡白或萎黄，唇舌色淡	脉细无力
心阴虚证	心悸，心烦，失眠，多梦，口燥咽干，形体消瘦，两颧潮红，或手足心热，潮热盗汗，舌红少苔乏津	脉细数
心气虚证	心悸怔忡，气短胸闷，精神疲倦，或有自汗，动则诸症加剧，面色淡白，舌淡	脉虚
心阳虚证	心悸怔忡，胸闷气短，或心胸疼痛，畏寒肢冷，自汗，神疲乏力，面色㿠白，或面唇青紫，舌质淡胖或紫暗，苔白滑	脉弱或结、代
心阳虚脱证	在心阳虚症状的基础上，突然冷汗淋漓，四肢厥冷，面色苍白，呼吸微弱，或心悸，心胸剧痛，神志模糊或昏迷，唇舌青紫	脉微欲绝
心火亢盛证	心烦失眠，或狂躁谵语，神识不清；或舌上生疮，溃烂疼痛；或吐血、衄血；或小便短赤，灼热涩痛。伴见发热口渴，便秘尿黄，面红舌赤，苔黄	脉数
心脉痹阻证	（1）心悸怔忡，心胸憋闷疼痛，痛引肩背内臂，时作时止，或以刺痛为主，舌质晦暗，或有青紫斑点；（2）或以心胸憋闷为主，体胖痰多，身重困倦，舌苔白腻；（3）或以遇寒剧痛为主，得温痛减，形寒肢冷，舌淡苔白；（4）或以胀痛为主，与情志变化有关，喜太息，舌淡红	（1）脉细、涩、结、代；（2）脉沉滑或沉涩；（3）脉沉迟或沉紧；（4）脉弦
痰蒙心神证	表情痴呆，意识模糊，甚则昏不知人；或精神抑郁，表情淡漠，喃喃独语，举止失常；或突然昏仆，不省人事，口吐涎沫，喉有痰声，并见面色晦暗，胸闷呕恶，舌苔白腻	脉滑
痰火扰神证	烦躁不宁，失眠多梦，甚或神昏谵语，胸闷气粗，咯吐黄痰，喉间痰鸣，发热口渴，面红目赤；或狂躁妄动，打人毁物，不避亲疏，胡言乱语，哭笑无常；舌红，苔黄腻	脉滑数
瘀阻脑络证	头晕不已，头痛如刺，痛处固定，经久不愈，健忘，失眠，心悸，或头部外伤后昏不知人，面色晦暗，舌质紫暗或有紫斑、紫点	脉细涩
小肠实热证	小便短赤，灼热涩痛，尿血，心烦口渴，口舌生疮，脐腹胀痛，舌红，苔黄	脉数

表9-11　脏腑辨证——肺与大肠病辨证的证候表现

证型	证候	脉
肺气虚证	咳喘无力，咯痰清稀，少气懒言，语声低怯，动则尤甚；神疲体倦，面色淡白，自汗，恶风，易于感冒；舌淡苔白	脉弱
肺阴虚证	干咳无痰，或痰少而黏，甚或痰中带血，声音嘶哑，形体消瘦，口干舌燥，五心烦热，潮热盗汗，两颧潮红，舌红少津	脉细数
风寒犯肺证	咳嗽，痰稀色白，恶寒发热，鼻塞流清涕，头身疼痛，无汗，苔薄白	脉浮紧
风热犯肺证	咳嗽，痰稠色黄，发热微恶风寒，鼻塞流鼻涕，口干微渴，咽喉肿痛，舌尖红，苔薄黄	脉浮数
燥邪犯肺证	干咳无痰，或痰少而黏，难以咯出，甚则胸痛，痰中带血，或咯血，口、唇、舌、鼻、咽干燥，或见鼻衄，发热恶风寒，少汗或无汗，苔薄干	脉浮数或浮紧
肺热炽盛证	咳嗽，气喘，胸痛，气息灼热，咽喉红肿热痛，发热，口渴，大便秘结，小便短赤，舌红，苔黄	脉数
痰热壅肺证	咳嗽，气喘息粗，胸闷，或喉中痰鸣，咯痰黄稠量多，或咳吐脓血臭痰，胸痛，发热，口渴，小便短赤，大便秘结，舌红，苔黄腻	脉滑数
寒痰阻肺证	咳嗽气喘，痰多色白，或喉中哮鸣，胸闷，形寒肢冷，舌淡苔白腻或白滑	脉濡缓或滑
饮停胸胁证	胸廓饱满，胸胁部胀闷或痛，呼吸、咳嗽或转侧时牵引作痛，或伴头晕目眩，舌苔白滑	脉沉弦
风水相搏证	（1）浮肿始自眼睑、头面，继及全身，上半身肿甚，来势迅速，皮薄光亮，小便短少，或见恶寒重发热轻，无汗，苔薄白；（2）或见发热重恶寒轻，咽喉肿痛，苔薄黄	（1）脉浮紧；（2）脉浮数
大肠湿热证	腹痛，腹泻，肛门灼热，或暴注下泻，色黄味臭；或下痢赤白脓血，里急后重，口渴，小便短赤，或伴恶寒发热，或但热不寒；舌红苔黄腻	脉滑数或濡数
肠热腑实证	腹部硬满疼痛、拒按，大便秘结，或热结旁流，气味恶臭，壮热，或日晡潮热，汗出口渴，甚则神昏谵语、狂乱，小便短黄，舌质红，苔黄厚而燥，或焦黑起刺	脉沉有力或沉迟有力
肠燥津亏证	大便干燥，状如羊屎，数日一行，腹胀作痛，或见左少腹包块，口干，或口臭，或头晕，舌红少津，苔黄燥	脉细涩
肠虚滑泻证	下利无度，或大便失禁，甚则脱肛，腹痛隐隐，喜温喜按，畏寒神疲，舌淡苔白滑	脉弱
虫积肠道证	胃脘嘈杂，时作腹痛，或嗜食异物，大便排虫，或突发腹痛，按之有条索状物，甚至剧痛，呕吐蛔虫，面黄体瘦，鼻痒，或面部出现白斑，唇内有白色粟粒样凸起颗粒，白睛见蓝斑	脉弦滑

表9-12　脏腑辨证——脾与胃病辨证的证候表现

证型	证候	脉
脾气虚证	不欲食或纳少，腹胀，食后胀甚，便溏，神疲乏力，少气懒言，肢体倦怠，或浮肿，或消瘦，或肥胖，面色萎黄，舌淡苔白	脉缓或弱
脾虚气陷证	眩晕，久泄，脘腹重坠作胀，食后益甚，或小便混浊如米泔，或便意频数，肛门重坠，甚或内脏下垂，或脱肛、子宫下垂，神疲乏力，气短懒言，面白无华，纳少，舌淡苔白	脉缓或弱
脾阳虚证	腹痛绵绵，喜温喜按，纳少，腹胀，大便清稀或完谷不化，畏寒肢冷，或肢体浮肿，或白带清稀量多，或小便短少，舌质淡胖或有齿痕，舌苔白滑	脉沉迟无力
脾不统血证	各种出血，如呕血、便血、尿血、肌衄、鼻衄、齿衄，妇女月经过多，崩漏等，伴见食少，便溏，神疲乏力，气短懒言，面色萎黄，舌淡苔白	脉细弱
湿热蕴脾证	脘腹胀闷，纳呆，恶心欲呕，口苦口黏，渴不多饮，便溏不爽，小便短黄，肢体困重，或身热不扬，汗出热不解，或见面目发黄，色鲜明，或皮肤瘙痒，舌质红，苔黄腻	脉濡数
寒湿困脾证	脘腹痞闷，腹痛便溏，口腻纳呆，泛恶欲呕，头身困重，面色晦黄，或身目发黄，黄色晦暗如烟熏，或妇女白带量多，或肢体浮肿，小便短少，舌淡胖，苔白腻	脉濡缓或沉细
胃气虚证	纳少，胃脘痞满，隐痛喜按，嗳气，面色萎黄，神疲乏力，少气懒言，舌质淡，苔薄白	脉弱
胃阳虚证	胃脘冷痛，绵绵不已，喜温喜按，食后缓解，泛吐清水或夹有不消化食物，纳少脘痞，口淡不渴，倦怠乏力，畏寒肢冷，舌淡胖嫩	脉沉迟无力
胃阴虚证	胃脘隐隐作痛，嘈杂不舒，饥不欲食，干呕，呃逆，口燥咽干，大便干结，小便短小，舌红少苔	脉细数
寒滞胃脘证	胃脘冷痛剧烈，得温痛减，遇寒加重，恶心呕吐，吐后痛缓，或口泛清水，口淡不渴，恶寒肢冷，面白或青，舌淡苔白润	脉弦紧或沉紧
胃热炽盛证	胃脘灼痛，拒按，消谷善饥，口气臭秽，齿龈红肿疼痛，甚则化脓、溃烂，或见齿衄，渴喜冷饮，大便秘结，小便短黄，舌红苔黄	脉滑数
食滞胃脘证	胃脘胀满疼痛，拒按，厌恶食物，嗳腐吞酸，或呕吐酸馊食物，吐后胀痛得减，或腹胀腹痛，泻下不爽，肠鸣，矢气臭如败卵，大便酸腐臭秽，舌苔厚腻	脉滑

表9-13　脏腑辨证——肝与胆病辨证的证候表现

证型	证候	脉
肝血虚证	头晕目眩，视力减退，或夜盲，爪甲不荣，肢体麻木，失眠多梦，妇女月经量少、色淡，甚则闭经，面唇淡白，舌淡	脉细
肝阴虚证	头晕眼花，两目干涩，视物不清，胁肋隐隐灼痛，口燥咽干，五心烦热，两颧潮红，潮热盗汗，舌红少苔	脉弦细数
肝郁气滞证	胸胁、少腹胀满疼痛，走窜不定，情志抑郁，善太息，妇女可见乳房胀痛、月经不调、痛经、闭经，苔薄白	脉弦
肝火炽盛证	头目胀痛，眩晕，面红目赤，口苦口干，急躁易怒，失眠多梦，耳鸣耳聋，或耳痛流脓，或胁肋灼痛，或吐血、衄血，大便秘结，小便短黄，舌红苔黄	脉弦数
肝阳上亢证	眩晕耳鸣，头目胀痛，面红目赤，急躁易怒，失眠多梦，腰膝酸软，头重脚轻，舌红少津	脉弦或弦细数
肝阳化风证	眩晕欲仆，头摇而痛，言语謇涩，手足震颤，肢体麻木，步履不正；或猝然昏倒，不省人事，口眼歪斜，半身不遂，喉中痰鸣，舌红苔腻	脉弦
热极生风证	高热神昏，躁动谵语，颈项强直，四肢抽搐，角弓反张，牙关紧闭，舌质红绛，苔黄燥	脉弦数
阴虚动风证	手足震颤或蠕动，眩晕耳鸣，两目干涩，视物模糊，五心烦热，潮热盗汗，舌红少苔	脉弦细数
血虚生风证	手足震颤，头晕眼花，夜盲，失眠多梦，肢体麻木，肌肉瞤动，皮肤瘙痒，爪甲不荣，面唇淡白，舌淡苔白	脉细或弱
寒凝肝脉证	少腹冷痛，阴囊收缩，睾丸抽痛，或巅顶冷痛，遇寒痛甚，得温痛减，恶寒肢冷，舌苔白	脉沉弦或沉紧
胆郁痰扰证	惊悸失眠，胆怯易惊，烦躁不安，犹豫不决，口苦呕恶，胸胁闷胀，眩晕耳鸣，舌红苔黄腻	脉弦数

表9-14 脏腑辨证——肾与膀胱病辨证的证候表现

证型	证候	脉
肾阳虚证	腰膝酸软冷痛，畏寒肢冷，下肢尤甚，面色㿠白或黧黑，神疲乏力；或见性欲冷淡，男子阳痿、滑精、早泄，女子宫寒不孕、白带清稀量多；或尿频清长，夜尿多，舌淡苔白	脉沉细无力，尺部尤甚
肾虚水泛证	全身浮肿，腰以下为甚，按之没指，小便短少，腰膝酸软冷痛，畏寒肢冷，腹部胀满，或心悸气短，咳喘痰鸣，舌淡胖苔白滑	脉沉迟无力
肾阴虚证	腰膝酸软而痛，眩晕而鸣，失眠多梦，形体消瘦，潮热盗汗，五心烦热，咽干颧红，男子阳强易举，遗精早泄，女子经少闭经，或见崩漏，舌红少苔或无苔	脉细数
肾精不足证	小儿发育迟缓，身材矮小，囟门迟闭，骨骼痿软，智力低下；性欲减退，男子精少不育，女子经闭不孕；发脱齿摇，耳聋，耳鸣如蝉，腰膝酸软，足痿无力，健忘恍惚，神情呆钝，动作迟缓，舌淡苔白	脉弱
肾气不固证	腰膝酸软，神疲乏力，耳鸣耳聋；小便频数清长，夜尿频多，或遗尿，或尿后余沥不尽，或尿失禁；男子滑精、早泄，女子月经淋漓不尽，带下清稀量多，或胎动易滑；舌质淡，舌苔白	脉弱
肾不纳气证	（1）久病咳喘，呼多吸少，气不接续，动则喘甚，腰膝酸软，或自汗神疲，声音低怯，舌淡苔白；（2）或喘息加剧，冷汗淋漓，肢冷面青；（3）或气短息促，颧红心烦，口燥咽干，舌红少苔	（1）脉沉弱；（2）脉浮大无根；（3）脉细数
膀胱湿热证	尿频，尿急，尿道灼痛，小便短黄或混浊，或尿血，或尿中见砂石，小腹胀痛，或腰、腹掣痛，或伴发热，舌红苔黄腻	脉滑数

表9-15　脏腑辨证——脏腑兼病辨证的证候表现

证型	证候	脉
心肾不交证	心悸，心烦，失眠，多梦，头晕，耳鸣，腰膝酸软，梦遗，口燥咽干，五心烦热，潮热盗汗，便结尿黄，舌红少苔；或阳痿，腰膝冷痛	脉细数；脉沉细无力
心肾阳虚证	心悸怔忡，腰膝酸冷，肢体浮肿，小便不利，形寒肢冷，神疲乏力，精神萎靡或嗜睡，唇甲青紫，舌胖，淡暗或青紫，苔白滑	脉弱
心肺气虚证	心悸胸闷，咳嗽，气喘，气短，动则尤甚，咯痰清稀，神疲乏力，声低懒言，自汗，面色淡白，舌淡苔白，甚者可见口唇青紫	脉弱或结、代
心脾两虚证	心悸怔忡，失眠多梦，食欲不振，腹胀便溏，面色萎黄，眩晕耳鸣，神疲乏力，或见各种慢性出血，血色淡，舌淡嫩	脉弱
心肝血虚证	心悸怔忡，失眠多梦，健忘，眩晕，视物模糊，雀盲，爪甲不荣，肢体麻木，甚则震颤，拘挛，面白无华，妇女月经量少色淡，甚则闭经，舌淡苔白	脉细
脾肺气虚证	久咳不止，气短而喘，咳声低微，咯痰清稀，食欲不振，腹胀便溏，面白无华，神疲乏力，声低懒言，或见面浮肢肿，舌淡苔白滑	脉弱
肺肾阴虚证	咳嗽痰少，或痰中带血，或声音嘶哑，腰膝酸软，形体消瘦，口燥咽干，骨蒸潮热，盗汗，颧红，男子遗精，女子经少或崩漏，舌红少苔	脉细数
肝火犯肺证	胸胁灼痛，急躁易怒，头胀头晕，咳嗽阵作，痰黄黏稠，甚则咳血，烦热口苦，面红目赤，舌红苔薄黄	脉弦数
肝胃不和证	胃脘，胁肋胀痛或窜痛，胃脘痞满，呃逆，嗳气，吞酸嘈杂，饮食减少，情绪抑郁，善太息，或烦躁易怒，舌淡红，苔薄白或薄黄	脉弦
肝郁脾虚证	胸胁胀满窜痛，腹胀纳呆，腹痛欲泻，泻后痛减，或便溏不爽，肠鸣矢气，兼见善太息，情志抑郁，或急躁易怒，舌苔白	脉弦或缓
肝胆湿热证	胁肋胀痛，纳呆腹胀，泛恶欲呕，口苦厌油，身目发黄，大便不调，小便短黄；或往来寒热，舌红，苔黄腻；或阴部潮湿、瘙痒、湿疹，阴器肿痛，带下黄臭等	脉弦滑数
肝肾阴虚证	头晕目眩，胸胁隐痛，两目干涩，耳鸣健忘，腰膝酸软，失眠多梦，口燥咽干，五心烦热，或低热颧红，男子遗精，女子月经量少，舌红少苔	脉细数
脾肾阳虚证	腰膝、下腹冷痛，久泄久痢，或五更泄泻，完谷不化，便质清冷，或全身浮肿，小便不利，形寒肢冷，面色㿠白，舌淡胖，苔白滑	脉沉迟无力

脏腑辨证是当今应用较为广泛的一种辨证模型，其特点是兼顾了病位和病性两个方面。在病位属性上，突破了"表里"，实现了脏腑定位；在病性属性上，融合了气血辨证、津液辨证和阴阳虚损辨证的内核，将"虚实寒热"的机理分析与病位进行结合。在理论上，是较为完备和全面的辨证模型；然而，脏腑辨证在理论和实践中，也是问题最为突出的。

脏腑辨证的不足在于：①主证与兼证混合，导致辨证分型规则不合理。脏腑辨证通过主证将病位定位于脏腑，在此基础上，根据主证和兼证的组合，划分出各种辨证分型。这种辨证模式会导致如下问题：一是各个证型之间的主证不独立，有交叉，容易混淆，如心血虚证、心阴虚证、心阳虚证和心气虚证，主证均有心悸、心烦、失眠等，如果兼证特征不明显，这些分型之间难以区分；二是证型过于复杂，由于将兼证纳入到辨证分型的底层依据，导致每出现一种兼证就可能分出一种新的证型，如此一来使证型数量过多，出现"用中医证候阐释现代医学病名"的趋势，证型也将越来越复杂；另外，在脏腑兼病辨证方面，目前仅仅体现了两种脏腑兼病的情况，事实上在临床中，可能出现两种以上脏腑兼病的情况，如果出现三重兼病或者四重兼病，现行辨证模型将趋于失灵。②在病位属性上，虽然通过辨别主证在名义上实现了脏腑定位，但是这种方法的前提是，主证的证候需要非常明显，如果证候本身并不十分明显，或者患者自身描述并不清晰准确，则容易产生误判。比如，如果心悸的证候并不明显，病位是难以定位至心的。另外，脏腑辨证中的某些主证，并非特异性证候，比如，通过"腰膝酸软"定位于肾，但是，腰膝酸软一定是肾部病变产生的证候吗？如果患者在长跑后隔天就诊，这时患者出现的腰膝酸软，能作为定位在肾的依据吗？

（二）中医主要辨证模型小结

1. 中医主要辨证模型的相互关系

中医主要辨证模型之间既有联系，又有区别（图9-1）。由于形成的时间和背景不同，因此在内容和适用范围等方面存在差异。各种辨证模型之间无法相互取代，甚至存在互相矛盾的地方。但是，各个辨证模型的发展仍旧体现出一定的规律和特点，理解这些规律和特点，有助于从全局把握中医辨证模型的内容，而不再陷入到"琳琅满目"的散乱之中。

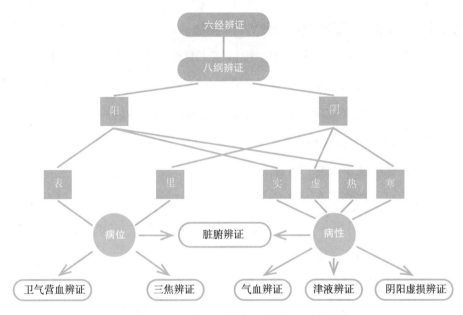

图9-1　中医主要辨证模型之间的关系

（1）中医主要辨证模式之间的演进关系：在中医主要辨证模型中，六经辨证是基础，八纲辨证是总纲，卫气营血辨证和三焦辨证是从病位属性的角度进行深化，气血辨证、津液辨证和阴阳虚损辨证是从病性的角度进行深化，脏腑辨证对病位和病性两个方面进行了融合。

六经辨证是中医主要辨证模型的基础。六经辨证在《伤寒论》的应用中，通过病证脉并治的范式，对疾病进行分类，医家通过六经辨证可以将患者的证候进行分类，并进行对应的治疗。六经辨证是最早兼顾病位和病性两个方面的辨证方法，是后来一切辨证模型的基础和源头。

八纲辨证是在六经辨证的基础上进行的进一步提炼。六经辨证的辨证以患者的证候和脉象为依据，八纲辨证在此基础上，以阴阳为总纲，以表里反映病位，以虚实寒热反映病性，将纷繁的证候表现提炼为表里、虚实、寒热等简单的六个要素，为疾病诊疗提供了明确的方向。

卫气营血辨证和三焦辨证，继承和发展了六经辨证和八纲辨证的病位属性。通过卫分-气分-营分-血分模型和上焦-中焦-下焦模型，深化了病位的表里定位，丰富了病位属性的内涵。

气血辨证、津液辨证和阴阳虚损辨证，继承和深化了六经辨证和八纲辨证的病性属性。通过气血、津液和阴阳三方面的分析，将八纲辨证的寒热虚实进行深化。三者在本质上，是寻找造成患者出现诸多证候的原因，认为人体气血、津液和阴阳的寒热虚实变化，是形成诸证的根本原因。客观上，三者丰富了病性属性在机理分析方面的尝试。

脏腑辨证，融合了病位辨证和病性辨证的内涵，继六经辨证和八纲辨证之后，再次形成了兼顾病位和病性两个方面的辨证模型，同时在病位上突破了"表里"，实现了五脏六腑的病理定位，在病性上融合了气血辨证、津液辨证和阴阳虚损辨证的内核，将"虚实寒热"的机理分析与病位进行结合。脏腑辨证可以看作是六经辨证和八纲辨证不断继承和深化的产物。

（2）中医主要辨证模型的发展遵循了综合-部位-综合的演进过程，也是由简到繁的过程。

自张仲景石破天惊地创造了六经辨证后，明确了辨证的核心目标就是准确判定患者的病位和病性。在此之后，后世医家在病位和病性两个方面不断延伸和发掘，形成了诸多不断丰富的辨证模型，最终这些辨证模型的有益内容融合到了脏腑辨证之中，成为当今主要的辨证模型之一，总体上呈现出综合-部位-综合的演进过程。从六经辨证的六大类，至现今的脏腑辨证衍生出上百种常见的临床证型，临床辨证呈现出由简到繁的特点。

这种演化是客观存在的，也是历史形成的，需要对这种变化进行评价，发现问题，才能用理论更好地指导实践，也使理论得到不断完善。

2. 中医主要辨证模型的整体评价

前文剖析了中医主要辨证模型的基本情况、发展脉络与特点，每一种辨证模型都有自身的贡献和不足，需要对这些贡献和不足进行综合评价，保留有价值的部分，揭示存在的问题，进一步解决问题，从而为构建更为合理的中医辨证模型奠定基础。表9-16总结了中医主要辨证模型的贡献与不足。

表9-16　中医主要辨证模型的贡献与不足

模型	贡献	不足
六经辨证	（1）确立了病位和病性为辨证的核心目标； （2）确定了根据证状+脉象进行分型，兼证随证治之的高度灵活的技术路线； （3）各证型之间独立不交叉	（1）病位不能完全定位至脏腑； （2）病性方面虽已将主证归纳至"寒热虚实"的高度，但未明确提出寒热虚实的说法
八纲辨证	（1）病性方面将主证归纳至"寒热虚实"的高度； （2）各证型之间独立不交叉	（1）病位未能定位至脏腑； （2）失去兼证随证治之的灵活性
阴阳虚损辨证	在病性属性上有所扩展	（1）缺少病位属性； （2）病性属性的扩展缺少现实依据
气血辨证	在病性属性上有所扩展	（1）缺少病位属性； （2）病性属性的扩展缺少现实依据
津液辨证	对气血辨证的补充	（1）缺少病位属性； （2）无法独立应用
卫气营血辨证	在病位属性上有所延伸	（1）病位未能定位至脏腑； （2）应用范围仅限温病
三焦辨证	在病位属性上有所延伸	（1）病位未能定位至脏腑； （2）应用范围仅限温病
脏腑辨证	（1）兼顾病位与病性属性； （2）病位属性定位至脏腑； （3）理论全面完备	（1）辨证分型规则不合理，难以区分且证型过多； （2）病位属性的定位存在不确定性

综上所述，中医主要辨证模型存在如下几方面问题，在很大程度上影响了中医在临床辨证与诊断方面的效果。

（1）未能全面发挥脉诊的作用，导致病位无法真正定位至脏腑。

首先，上述全部辨证模型均采用整体脉象进行描述，如"脉弦""脉细数"等，缺少分部脉象的记录，在临床上，左右寸关尺可能出现六种不同的脉象，仅描述一种脉象显然是不全面的，更是不准确的。比如，双寸和双尺脉均为沉脉，双关脉为浮脉，如果按照整体脉象可能会被描述为"脉沉"，但是双关的浮象就被遗漏，其所反映的诊断信息便无从着手调治。

其次，除六经辨证和八纲辨证通过脉的沉浮确定病位表里之外，其余涉及病位的辨证模型均通过证候确定病位的表里和脏腑。这种依靠证候对脏腑进行定位的方法存在较大的不确定性。比如对于脏腑辨证，假如患者有低声细语类似"气虚"的证状，但是没有心悸失眠，没有纳呆便溏，没有腰膝酸软，也没有咳喘无力，那么病位应该定于哪个脏腑呢？在这种情况下，很多医生只能进行玄学式的推演，最终云里雾里。

只有通过脉诊，才能明确实现病位的脏腑定位。如本书第五章的内容，通过分别诊察左右寸关尺的病脉，确定病位位于哪个脏腑。这个方法，只需要依靠客观的脉象，而无需依据变化多端的证候进行判断，避免了患者自述的不确定性以及医生判断的主观性。然而目前，上述全部的辨证模型均未采用此方法确定病位。

（2）逐渐失去了随证治之的灵活性，使辨证趋于僵化。

六经辨证的巨大贡献之一，是建立了一条"证状+脉象分型+兼证随证治之"的技术路线，这条技术路线既满足了辨证分型的基本要求，又保留了随证治之的高度灵活性。遗憾的是，后世的辨证模型逐渐丢失了六经辨证的内核。直到脏腑辨证确立之后，走上了以"主证定位+兼证分型"的技术路线，每出现一类兼证都可能单独划分出一种证型，导致脏腑辨证的常见证型至少超过上百种，如果需要还可以不断扩充，结果导致临床辨证失去了"随证治之"的灵活性，所有的证都被归纳到特定的证型之中，临床遇到特定的兼证需要找到其所属的证型，并按照该证型对应的方剂进行处方。这种僵化的辨证模型，表面上看似完备，实则难以应用于临床，且不说上百种证型能否被医生记住和掌握，更有临床难以准确划分证型的尴尬，这一点在下文论述。

因此，临床辨证需要重新找回六经辨证的技术路线，重新激活随证治之的灵活性。

（3）主证不断细化，逐渐失去证候的独立原则，导致证型难以区分。

六经辨证的另一个贡献在于，以简单明确的证状+脉象进行辨证分型，不同证型之间相互独立且不交叉。比如，"脉微细，但欲寐"，仅以一个证状+脉象定为少阴病，"脉浮，头项强痛而恶寒"，则是仅以三个证状+脉象定为太阳病，且各个证型之间的主证是相互独立，没有交叉的。而发展至脏腑辨证后，以肺系病为例，对于肺热炽盛证，需要依据"咳嗽，气喘，胸痛，气息灼热，咽喉红肿热痛，发热，口渴，大便秘结，小便短赤，舌红，苔黄，脉数"等11个证状+脉象才能完成分型，而对于痰热壅肺证，则需要依据"咳嗽，气喘息粗，胸闷，或喉中痰鸣，咯痰黄稠量多，或咳吐脓血臭痰，胸痛，发热，口渴，小便短赤，大便秘结，舌红，苔黄腻，脉滑数"等13个证状+脉象才能完成分型，且不论这些证状是否明显，临床上是否能够完全出现，单就两种证型均有"咳嗽，气喘，胸痛，发热，口渴，小便短赤，大便秘结，舌红，苔黄，脉数"等交叉证状，仅以是否有痰作为区别，临床上就已经难以进行区分了，何况类似的情况还有上百种，导致这类辨证难以实际应用于临床。至于近代出现的以西医诊断为依据进行的辨证分型，融合了除六经辨证之外的诸多辨证模型，这种方法看似全面，但应用难度极大。

因此，临床辨证需要采用简单明确的辨证分型方法，并且需要遵循独立且不交叉的原则。

3. 构建理想的中医辨证模型

通过对比研究中医主要辨证模型发现，构建一个既在理论上自洽，又能够适用于临床应用的辨证模型，需要在上述诸多辨证模型中，取长补短，最终需要满足以下五方面条件：

（1）能够兼顾病位属性和病性属性；

（2）对于病位属性，需要通过脉诊准确进行脏腑定位；

（3）对于病性属性，既要杜绝盲目细化，又要具有归纳性，至"寒热虚实"的层面为佳；

（4）采用"证状+脉象进行分型""兼证随证治之"的技术路线；

（5）证型之间相互独立，不交叉。

综合前人的研究成果和临床经验，结合上述各条件，笔者提出构建古脉法体系四象辨证模型，以为临床辨证之用。

二、古脉法体系四象辨证模型的含义与特点

古脉法体系四象辨证模型，继承了前人的辨证经验，弥补了前人研究的不足，以六经辨证提出的以病位和病性作为辨证目标，以证状+脉象进行分型，兼证随证治之作为技术路线；以古脉法体系进行脏腑定位；以八纲辨证的"寒热虚实"归纳病性（即四象辨证的命名来源）；证型之间相互独立，不交叉。

（一）古脉法体系四象辨证模型的含义

古脉法体系四象辨证模型，通过抓住证状+脉象进行分型，通过四诊合参，确定整体病性，分为虚寒、虚热、实寒、实热四大类。在此基础上，确定分部病性，运用古脉法体系，将寒热虚实定位于各个脏腑（心、肝、脾、肺、肾）。对于兼证，不参与辨证分型（图9-2）。

确定整体病性之后，对整体病性进行整体调治；对于分部病性和兼证，按照随证治之的原则进行诊治。

（二）古脉法体系四象辨证模型的特点

在诸多辨证模型中，选取开创辨证模型之先的六经辨证和当今最为广泛应用的脏腑辨证进行比较，如图9-3。

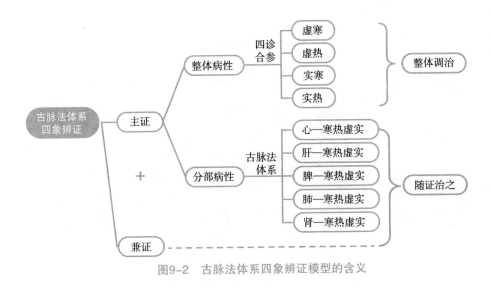

图9-2　古脉法体系四象辨证模型的含义

　　相比六经辨证，古脉法体系四象辨证继承了六经辨证的"证状+脉象进行分型""兼证随证治之"的技术路线，兼顾了病位和病性两方面属性，保留了六经辨证的高度灵活性。古脉法体系四象辨证模型的进步之处在于，一方面通过古脉法体系，将病位属性从"表里"真实地扩展至"脏腑"，能够在临床中进行稳定的应用；另一方面，借鉴八纲辨证的思路，将六经辨证中的证状进行归纳和提炼，将病性定性为"寒热虚实"，能够在临床中发挥提纲挈领的作用。

　　相比脏腑辨证，古脉法体系四象辨证模型具有以下几方面的优势：①运用古脉法体系，对病位进行精确定位，而非仅通过望诊和问诊的方式进行脏腑定位，提高了脏腑定位的准确性和客观性；②规避了"主证+兼证"进行辨证分型的技术逻辑，使辨证过程简洁流畅，易于掌握；③在理论层面具有脏腑辨证的完备性，同时在临床应用层面适用性更强。

　　除此以外，古脉法体系四象辨证模型还具有其他辨证模型所不具备的独特且巨大的优势，即通过四诊合参，运用"虚实寒热"划分出了整体病性，而整体病性就是现代中医学中正在蓬勃发展的体质学说内容。笔者将其命名为"古脉法体系四象体质"，后文将展开论述。

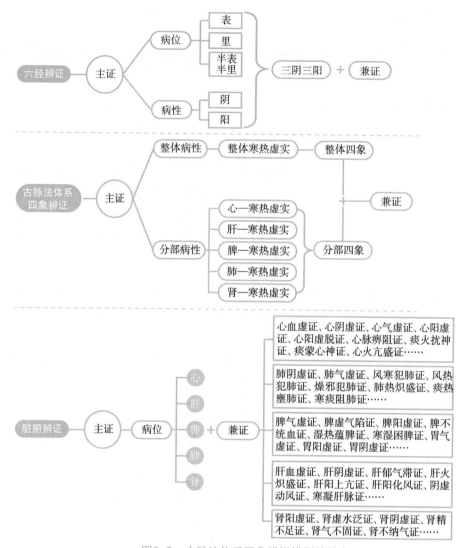

图9-3　古脉法体系四象辨证模型的特点

三、古脉法体系四象辨证模型与古脉法体系四象体质的关系

古脉法体系四象辨证模型的独特巨大优势在于，首次将体质学说纳入到中医临床辨证模型之中，在理论和临床实践上，打破了辨证和体质辨析之间的壁垒，更重要的是，完善了临床治疗的逻辑，为临床诊治提供了一条稳健

可行的路线。

如图9-4所示，运用古脉法体系四象辨证模型，主要解决三大问题：（1）辨别古脉法体系四象体质（整体病性）；（2）辨别分部病性；（3）辨别兼证。对于古脉法体系四象体质进行整体调治；对于分部病性和兼证进行随证治之。因此，古脉法体系四象体质是古脉法体系四象辨证模型的核心组成部分，辨别古脉法体系四象体质也是古脉法体系四象辨证的首要任务。

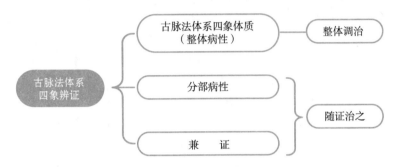

图9-4　古脉法体系四象辨证模型与古脉法体系四象体质的关系

古脉法体系四象体质需要依靠四诊合参的方法对证状+脉象进行辨析，进而进行体质分型。对古脉法体系四象体质进行分型的过程也是古脉法体系四象辨证的重要一环，相关内容在本书第十章至第十二章进行详述。对于分部病性的辨证方法，可参见本书第五章和第六章内容。对于兼证的治疗，由于难度较小且诸多著作均有涉及，本书不做专门论述。

四、古脉法体系四象辨证模型的诊断结果

古脉法体系四象辨证模型的诊断结果遵循证状分型、分部病性和兼证随证治之的体例。在这里，为保证诊断结果的可读性和简洁性，以"体质+主诉证状或现代医学疾病名称"的体例进行记录。

比如，通过诊断发现患者为虚寒体质，主诉为发烧，同时体检有乳腺增生，其余脏腑皆没有异常，则诊断结果为"虚寒体质与发热，乳腺增生"。

再如，患者为寒湿体质，主诉为高血糖，诊断发现心脉沉细，经问诊有心慌的证状，其余正常，则诊断结果为"寒湿体质与高血糖，心悸"，以此作为后续治疗处方的基础和依据。

第十章

古脉法体系四象体质的含义与依据

　　体质是不同个体在形质、功能和心理方面的身心特征。中医对于体质的认识源于《黄帝内经》，明确指出体质与脏腑的形态结构、气血盈亏有密切的关系，并研究了个体及不同群体的体质差异。清代以后，"体质"一词开始逐渐广泛应用，叶天士曾说："凡论病先论体质、形色、脉象，以病乃外加于身也。"清代温病学家从温病学角度对体质分型及临床脉证、体质与温病的发生、发展、转归、治疗和用药关系进行阐述，并在临床实践中获得了新的发展。现代及当代以来，众多医家亦提出具有针对性的体质分型，对体质医学的发展提供了重要的支撑。

　　经过多年临床发现，虽然人与人之间的差异巨大，但是人体对于自身和外界变化的长期适应和反应，无外乎寒、热、虚、实四个方面。这四方面组合构成人体的四象体质，也即人体最常见的四种非健康状态。同属于任一象体质的人群，具有相同或相似的寒热虚实表现，在诊断和治疗方面，也具有可以遵循的规律性。

一、古脉法体系四象体质的含义、成因与转化

（一）古脉法体系四象体质的含义

　　古脉法体系四象体质，是在古脉法体系四象辨证模型的基础上，运用包括古脉法体系在内的四诊合参的方法，根据证状+脉象判定人的寒、热、虚、实特征，并进行分类的结果。

　　在此需要说明，在中医的历史传承中，实代表肥胖、痰湿、气滞血瘀和

瘕积聚。笔者在临床过程中，将其进行了二次分类，以湿代表肥胖和痰湿，以瘀质代表气滞血瘀和癥瘕积聚。因此，形成以下分类关系，实=湿+瘀质，湿=肥胖+痰湿，瘀质=气滞血瘀+癥瘕积聚。以下关于四象体质的论述，均将实分解为湿与瘀质，请读者注意其中的区别。寒、热、虚、湿均能够产生瘀质（气滞血瘀与癥瘕积聚），因此四种体质类型均可能伴有不同程度的瘀质，瘀质构成四象体质或有的附加项，是四象体质的衍生特征。对于平和体质的人群，也可能由于疏于运动、外伤跌仆或突发情绪波动而产生瘀质，因此瘀质也可能出现于平和体质的人群中（图10-1）。

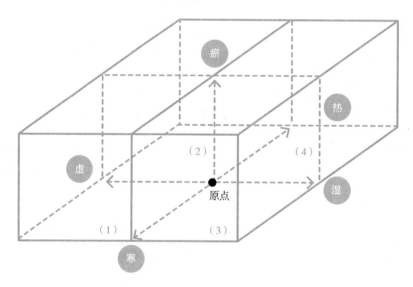

图10-1　古脉法体系四象体质的定义

古脉法体系四象体质包括：①虚寒体质，代表体虚与寒象并存，可伴有瘀质；②虚热体质，代表体虚与热象并存，可伴有瘀质；③寒湿体质，代表体湿与寒象并存，可伴有瘀质；④湿热体质，代表体湿与热象并存，可伴有瘀质；⑤在原点或原点附近为平和体质，代表寒热虚湿均不明显的健康状态，也可伴有瘀质。同时，临床中，亦常见寒热互见的情况，可伴有虚寒+虚热体质及寒湿+湿热体质两个亚型。

（二）古脉法体系四象体质的成因

古脉法体系四象体质是根据证状+脉象所进行的"寒热虚实"的划分与组合，探讨古脉法体系四象体质的成因，归根结底是要搞清楚寒热虚湿的成因。只有搞清楚寒热虚湿的来源，才能够据此进行有效的整体调治。

1. 虚的成因

虚代表瘦弱、津液不足或气血不足，人体体虚由多种原因造成。一是劳累过度，代谢速度超过人体摄入吸收的速度，导致耗伤；二是脾胃功能弱，脾为后天之本，若功能不足则导致消化吸收功能较弱，无法为人体提供充足的能量；三是缺乏适度运动，造成机体代谢不畅，阻碍营养吸收；四是睡眠不足，失眠或者熬夜均耗伤阴液，导致津液亏虚；五是忧思性格，烦扰心神，人体得不到充分休息，形成虚损；六是先天禀赋不足。

2. 湿的成因

湿代表肥胖、痰饮，人体体湿由多种原因造成。一是多食伤脾，脾运化不利则水湿代谢受阻，导致肥胖；二是运动不足，导致机体无法及时代谢掉储存的脂肪，造成堆积；三是睡眠不足，也会影响代谢效率，导致代谢废物的淤积；四是肾阳不足，导致水液的气化不利，形成水湿；五是肺部出现病变，肺为水之上源，肺气不足导致代谢失常；六是激素的应用，导致向心性肥胖。

3. 寒的成因

寒代表寒邪和阳虚形成的寒象，人体体寒主要由以下几种原因造成。一是喜食寒凉食物，引寒入内，日久成寒；二是保暖不够，无论是所处居住环境或工作环境的温度较低，还是穿衣防寒不利，都可能导致外寒侵袭；三是户外阳光下运动过少，无法升阳，长期缺乏运动无法激发身体产生热量，导致寒积于内；四是误服过量清热药物，效果较寒凉食物更甚；五是脏腑虚衰，导致功能退化，出现寒象。

4. 热的成因

热代表热邪和阴虚形成的热象，人体体热主要由以下几种原因造成。一是喜食热性食物，久食辛温的食物和酒水，日久成热；二是运动少，消耗较低，无法有效散发体内的热量；三是长期熬夜导致阴虚生热；四是代谢机能紊乱，内蕴化热；五是饮食过多，或饮食结构不合理，导致内热；六是情绪急躁，火急火燎，日久生热；七是滥用补品，导致内热丛生。

5. 瘀的成因

瘀代表瘀血、气滞和癥瘕积聚。在四象体质中，瘀是或有的附加项，是寒、热、虚、湿的衍生特征。寒主凝滞收引，可导致血管收缩，血脉凝滞；热灼血脉，导致血液浓缩壅滞；湿（痰饮）阻塞脉络，导致血运受阻，形成瘀滞；虚则气虚推动无力，血行缓慢，或血脉空虚，血行迟缓，导致瘀滞。气滞与瘀血互为因果，或相兼为病，情志变化也可能导致气滞。瘀血、气滞经过长时间的发展，最终形成癥瘕积聚。

（三）古脉法体系四象体质的转化

古脉法体系四象体质之间可以进行转化。发生这种转化有两种情形：①通过医疗干预。无论患者属于哪一种体质，临床治疗的目标都是将患者的体质向平和体质进行转化，具体内容可见本书第十二章。医疗干预下，古脉法体系四象体质的转化速度是相对较快的。②自行转化。不通过医疗干预，体质也会出现自行转化的情况。首先，寒热可以相互转化，如前文所述，只要寒和热的成因此消彼长，寒与热就可以相互转化；再有，虚湿可以相互转化，只要虚和湿的成因此消彼长，虚与湿就可以相互转化。比如，某些糖尿病患者，初期属于湿热体质，体形肥胖，身有热象，随着病程的延续，患者会逐渐变得消瘦，从湿热体质慢慢转化为虚热体质。再如，患者在年轻时属于虚寒体质，由于工作原因，压力大，应酬多，锻炼逐渐减少，积累了较多的脂肪，转化为寒湿体质。由于瘀是由寒、热、虚、湿衍生出来的，因此寒、热、虚、湿的变化也会导致瘀的变化。古脉法体系四象体质自行转化的速度是相对较慢的，主要受到自身生活习惯的变化以及自身病症进退的影响。

二、古脉法体系四象体质的依据

（一）《灵枢·阴阳二十五人》的体质雏形

《黄帝内经》是中国医学史上最早论述体质的医学文献，有关体质的条文散见于《素问·血气形志》《素问·异法方宜》《灵枢·阴阳二十五人》《灵枢·通天》和《灵枢·逆顺肥瘦》等诸篇中，其中，《灵枢·阴阳二十五人》是《黄帝内经》中表述体质理论的代表性篇章，以阴阳五行学说为依据进行体质分型，探讨了不同体质之间的特征和差异，成为中医体质医学的开山之作。

阴阳二十五人，是指人体禀赋不同的各种体质，归纳为木、火、土、金、水五种类型，每一类型，又以五音的阴阳属性及左右上下等各分出五类，合为二十五种人。其中木形之人分为上角、大角、左角（少角）、钛角（右角）、判角之人；火形之人分为上徵、质徵（太徵）、少徵、右徵、质判之人；土形之人分为上宫、太宫、加宫、少宫、左宫之人；金形之人分为上商、钛商、右商、左商、少商之人；水形之人分为上羽、大羽、少羽及众之为人、桎之为人五类。原文摘录如下。

"木形之人，比于上角，似于苍帝。其为人苍色，小头，长面，大肩，背直，身小，手足好。有才，劳心，少力，多忧，劳于事，能春夏，不能秋冬，感而病生。足厥阴，佗佗然。大角之人，比于左足少阳，少阳之上，遗遗然。左角之人，比于右足少阳，少阳之下，随随然。钛角之人，比于右足少阳，少阳之上，推推然。判角之人，比于左足少阳，少阳之下，栝栝然。"

"火形之人，比于上徵，似于赤帝。其为人赤色广䏚，锐面，小头，好肩背，髀腹，小手足，行安地，疾心，行摇，肩背肉满。有气，轻财，少信，多虑，见事明，好颜，急心、不寿暴死。能春夏不能秋冬，秋冬感而病生，手少阴核核然。质徵之人，比于左手太阳，太阳之上，肌肌然。少徵之人，比于右手太阳，太阳之下慆慆然。右徵之人，比于右手太阳，太阳之上鲛鲛然。质判之人，比于左手太阳，太阳之下支支颐颐然。"

"土形之人，比于上宫，似于上古黄帝。其为人黄色圆面，大头，美肩背，大腹，美股胫，小手足，多肉，上下相称，行安地，举足浮。安心，好利人，不喜权势，善附人也。能秋冬不能春夏，春夏感而病生。足太阴敦敦然。大宫之人，比于左足阳明，阳明之上婉婉然。加宫之人，比于左足阳明，阳明之下坎坎然。少宫之人，比于右足阳明，阳明之上枢枢然。左宫之人，比于右足阳明，阳明之下，兀兀然。"

"金形之人，比于上商，似于白帝。其为人方面白色，小头，小肩背，小腹，小手足，如骨发踵外，骨轻。身清廉，急心静悍，善为吏。能秋冬，不能春夏，春夏感而病生。手太阴敦敦然。钛商之人，比于左手阳明，阳明之上廉廉然。右商之人，比于左手阳明，阳明之下脱脱然。左商之人，比于右手阳明，阳明之上监监然。少商之人，比于右手阳明，阳明之下严严然。"

"水形之人，比于上羽，似于黑帝。其为人黑色，面不平，大头，廉颐，小肩，大腹，动手足，发行摇身，下尻长，背延延然，不敬畏，善欺给人，戮死。能秋冬不能春夏，春夏感而病生。足少阴汗汗然。大羽之人，比于右足太阳，太阳之上颊颊然。少羽之人，比于左足太阳，太阳之下纡纡然。众之为人，比于右足太阳，太阳之下洁洁然。桎之为人，比于左足太阳，太阳之上安安然。是故五形之人二十五变者，众之所以相欺者是也。"

《黄帝内经》中关于阴阳二十五人的记述，用岐伯的话说："此先师之秘也，虽伯高犹不能明之也。"可见，古人对于通过体质对人进行分类的尝试和发现，也充满了神圣的意味。难怪黄帝听到之后说道："余闻之得其人弗教，是谓重失，得而泄之，天将厌之。余愿得而明之，金柜藏之，不敢扬之。"这么重要的东西，听完之后一定会牢牢记住，并且不对外宣扬，否则就是不敬了。

纵观阴阳二十五人的内容，主要有以下几个特点。

1. 明确提出在诊疗之前，首先要明确人的体质分型

《黄帝内经》在本篇中，记述了"必先明知二十五人则血气之所在，左右上下，刺约毕也。"也就是说，需要在诊断和治疗之前，首先按照阴阳二十五人的框架，明确对应的气血分布和特点，再通过针灸的方法进行调治。这为中医提出了一个新的诊疗范式，即先对患者进行体质分型，再针对不同体质类型的患者分别予以针对性的治疗。这种范式，不同于现代医学直接按照"疾病"进行治疗，而忽略人群差异的方式；也不同于中医后世医家衍生出的"扶阳""寒凉""温补"等相对僵化的诊治思路，而是一种更加注重患者自身条件，并以此为基础，进行针对性治疗的方法，属于"定制化"的诊疗模式，值得现代中医深入研究和实践。笔者在临床工作中，颇受本篇启发，在本篇的精神内核之下，践行古脉法体系四象体质分型，取得了满意的临床效果。

2. 在体质分型时，以人的先天禀赋作为分型依据

然而，也要看到本篇在进行体质分型时，存在一定的偏颇之处。阴阳二十五人的体质分型，主要考虑人与生俱来的禀赋因素，如通过肤色、胖瘦和高矮等信息进行分类，同时记录了每一类人的性格特征。但是，人的体质不只受先天禀赋的影响，还在后天受到外界环境，包括风寒暑湿燥火的侵袭，以及内伤劳损的消耗，因此阴阳二十五人的划分依据并不充分。另外，阴阳二十五人的体质分型，并未考虑人的脉象，仅依靠望诊进行分类，也是不准确的。当然，也许在《黄帝内经》的成书时期，古人只能凭借望诊获得更多的信息，但是在现代仅靠望诊是不能作为体质分型依据的。

3. 在分类方法上，以五行进行一级分类，以五音进行二级分类

阴阳二十五人的分类，以五行划分一级分类，在一级分类的基础上，以五音进行二级分类。但是，五音流传至今，更多停留在理论层面，在中医临床上几乎没有应用的案例，甚至被人认为已近乎失传。即使没有失传，可想而知，其临床的应用对于现代人来说难度也是极大的。而现代中医通过四诊合参的方式进行体质分型，更容易学习和掌握，也更能为同仁和患者所理解。

（二）《伤寒论》的三阴三阳体系

《伤寒论》最大的贡献在于，为中医临床制定了一个范式，即以二分法将疾病分为阳病与阴病，并细分成三阳病和三阴病。这种方法奠定了经方派的适用性和可操作性，高屋建瓴，堪称伟大。

中医的的思维方法是取象比类，但是天下之象，无穷无尽，该如何应用呢？如果单纯使用阴阳则太空泛，而使用阴阳无限细分的层面则又过于琐碎，二者均没有可操作性。如何从阴阳的层面把控全局和整体，而又具有临床层面的可操作性，面临如何选择一个合适的"点"的问题，也即寻找一个"取中"的方法。《伤寒论》的三阴三阳体系完美地解决了这个问题。打个比方，《伤寒论》准备了六个大筐，分别是太阳、少阳、阳明、太阴、少阴和厥阴，天下所有的疾病都分别装入六个筐中，装筐的方法当然还是比类法。装入筐中以后，每个筐中的疾病又分别制定了具体的治法和基本原则，如太阳病，脉浮头项强痛而恶寒，当用汗法；少阳病，口苦咽干目眩，当用和法等。

这种将天下疾病分类装入六个大筐的方法，是化繁为简，提纲挈领，纲举目张的伟大创举。直到今天，这种分类方法依然在指导临床实践。当天下疾病分别装入这六个大筐之后，还要再进行细分，比如对于太阳病，有桂枝汤及20多个变方的证，有麻黄汤及变方的证，还有葛根汤证、结胸证、心下痞证、膀胱蓄水证等。

此外，仲景意识到条文必然无法涉及天下的全部疾病，故而更加高明地指出，《伤寒论》只是提供一个范式，按照这个范式，"虽未能尽愈诸病，庶可以见病知源。若能寻余所集，思过半矣。"如何"思"呢？"观其脉证，知犯何逆，随证治之。"

仲景将天下之病进行分类，启发我们同样可对天下之人进行分类。可是分类方法何其之多，如何既能把控全局，又具有临床操作性，同样存在如何"取中"的问题。根据大量的临床经验，回归到寒热虚实的临床操作层面，将患者划分成为古脉法体系四象体质，将天下之人划分为四大类型，每一个类型均可伴有瘀质，在确定体质类型的基础上，再进一步进行有针对性的精准治疗。通过古脉法体系四象体质进行治疗的过程，借用医圣之言，是"观其脉证，知其体质，随证治之"的过程。虽然古脉法体系四象体质分型并不直接对应具体疾病的诊治，但是意义重大，能够起到化繁为简之功，为具体病证的诊治提供正确的方向。

三、古脉法体系四象体质的临床现实意义

（一）以人为本，抓住根本病机

在现代医学传染病的研究中，提出了易感人群的概念："易感人群是指对某种致病因子，缺乏足够抵抗力的人，由易感者构成的群体称为易感人群。"这个概念对于传染病防治具有重要意义。这种概念的出发点是疾病，也就是说，从某种疾病的角度出发，寻找患者的共同特征。比如，流感的易感人群是老人和小孩，在流感流行时，要注意对老人和小孩的保护。但是，这种研究的弊端也很明显，因为疾病的种类太多，并且疾病谱系仍在以很快的速度扩充，从疾病的角度出发去划分易感人群，对于中医临床医生来说，既难以掌握，也缺少现实意义。

站在临床中医的角度上，反过来从人的角度出发进行研究，反而更容易指导临床。古脉法体系四象体质分型是以人为本（图10-2），将患者分为四种类型，针对不同的体质分别进行调治，摆脱了现代医学不断增加的疾病名称的束缚，可以看作是对现代医学疾病的"取象比类"，亦有"知其要者，

一言以中"之意。

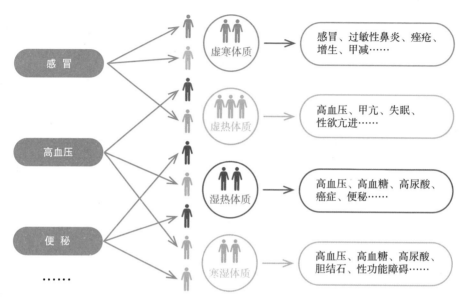

感冒 → 虚寒体质 → 感冒、过敏性鼻炎、痤疮、增生、甲减……

感冒、高血压 → 虚热体质 → 高血压、甲亢、失眠、性欲亢进……

高血压、便秘 → 湿热体质 → 高血压、高血糖、高尿酸、癌症、便秘……

便秘…… → 寒湿体质 → 高血压、高血糖、高尿酸、胆结石、性功能障碍……

图10-2　古脉法体系四象体质的临床意义——以人为本

　　从古脉法体系四象体质出发，可以指导临床抓住根本病机。举一例说明，《伤寒论》有一剂千古名方——芍药甘草汤，后世称之为"去杖汤"，现代临床上遇到腿疼或者坐骨神经痛的患者，常有医者用此方医治，但效果时好时坏，对有些患者效如桴鼓，对有些患者当时有效但随后复发，而对另外一些患者则毫无效用。原因何在？病机不准。芍药甘草汤为治疗筋脉失养造成疼痛的方剂，对于津液亏虚的患者有效，也就是对于以虚为主的患者，此方适用。但是临床上，很多寒湿体质的患者，也常见腿疼的症状。如果仅以腿疼一证而用此方，则效果不彰，原因在于患者本身有寒，寒主凝滞和收引造成腿疼，而白芍性寒，用药方向正好相反。对于这类患者，应抓住寒湿的根本病机，以散寒祛湿为治则，则腿疼自除。

　　（二）践行中医整体观念，实现上工治未病

　　无论外感还是内伤，各种病因之所以能够致病，归根结底是因为患者自身提供了患病的环境。比如，体形肥胖的人，更容易受到三高综合征的困扰；而素来体弱的人，在换季时更容易感冒。由此推而广之，某一类体质的人往往具有相同或者类似的"自身环境"，这种"自身环境"容易产生相同或者类似的病症。

在理解了古脉法体系四象体质的本质之后，临床诊疗的目的就不再是简单地以消除和缓解患者的症状为最终目标，而是在此基础之上，调整和改善导致出现这类症状的"自身环境"，将患者原本存在寒热虚实偏颇的体质调整为平和体质。这样做的结果是，不但能够治愈患者自身的"已病"，还能够防止患者原本偏颇的体质所可能引发的"未病"。举例而言，一位虚寒体质的女性患者因患感冒前来就诊，临床上不但要把患者感冒的"已病"治好，同时还要调理患者的虚寒体质，如此能够预防虚寒体质可能导致的乏力、痛经乃至乳腺增生等"未病"。

（三）针对特定人群发挥预警功能

通过临床发现，属于同一类体质的人群具有相同或相似的高发疾病，因此可以通过体质划分，对于不同体质人群进行健康预警和管理。比如，对于虚寒体质的女性，对其妊娠阶段应重点提示流产和胎停发育等疾病的风险预警；对于虚热体质的人，可重点提示甲亢和高血压等疾病的风险预警；对于寒湿体质的人，可重点提示心脑血管等疾病的风险预警；对于湿热体质的人，可重点提示代谢综合征和胆结石等疾病的风险预警。相关内容在后文有详细论述。

对于社区和企事业单位而言，也可以在专业人员的指导下，采用古脉法体系四象体质对社区居民和企事业单位的职工进行预防性的健康管理，特别是对于特定行业或特定年龄的人群，可进行重点关注，提前做好高发疾病的预警防治工作。

（四）为临床诊断和治疗提供捷径

古脉法体系四象体质的另一个重要功能，是提供了一个便捷的诊断框架，为临床经验不甚丰富的医生提供了一条临床诊断治疗的捷径。中医的遣方用药讲求精准，然而，精准用药需要通过长期的临床实践积累丰富的临床经验，同时还需要一定的个人天赋和勤奋的学习态度，这些条件在目前的临床接诊队伍中，并不十分容易达到。但是，没有达到这个程度的医生还要继续接诊，在校医学生或者后备的临床医生从头开始培养也需要较长的时间周期，如何在这个众人进步的周期内，尽量使大家能够少犯或不犯临床错误，快速提高临床疗效，古脉法体系四象体质是一个有力的工具。按照第十一章的内容，只要能够完成古脉法体系四象体质的分型工作，然后根据第十二章，按照不同类型体质的调治原则进行处方，就能够保证处方的方向是正确的，即使因为各种原因，暂时无法精准用药实现90分以上的临床疗效，至少也能达到60分以上，甚至达到70分的水平，从而完成好临床接诊的任务，为进一步提高用药的精准程度争取宝贵的时间和机会。

（五）为临床诊断与治疗建立规范

对中医临床来说，临床诊断与治疗首先是通过四诊合参收集信息，而后进行辨证，进而处方。在古脉法体系四象体质提出之前，所有的中医辨证模型中均没有考虑患者的整体病性问题。对于体质学说而言，虽然认识到了患者整体情况的重要性，但是在体质辨析的过程中，并未理顺体质辨析和辨证之间的关系。总而言之，体质辨析应是中医辨证的首要内容，为患者诊治之前，需要首先确定患者属于哪一类体质。比如，连花清瘟能否治疗感冒，已经引起了巨大的争议。如果具备古脉法体系四象体质的基本概念，便可以对这个问题具有清晰的认识。对于湿热体质和虚热体质的患者，连花清瘟会有一定的效果；对于虚寒体质和寒湿体质的患者来说，连花清瘟不但无效，反而可能有负效果。每一位中医人，都应有这样令自己能够实事求是看待问题的理论工具。

对于现代医学来说，如果能树立体质的观念，对于治疗也是大有裨益的。虽然中医和现代医学对于医疗的范式存在不同的理解，在治疗手段和疾病解释方面也有较大差异，但是，现代医学的临床治疗如能在体质观念的指导下进行，将能够更加有的放矢。比如，对于肿瘤患者来说，对于虚寒体质或者虚热体质的患者，应更多考虑其身体的虚弱程度，调整治疗方案，尽量减轻治疗方案的创伤性；如果必须依靠手术和放化疗，在治疗的同时，应及时通过中医或其他方式顾护其正气，维持其正常的生活状态与功能，最大程度提高预后效果。

因此，古脉法体系四象体质是为中医和现代医学在临床诊断中提供了一个合理的治疗规范，从体质入手、从整体入手治疗生病的人，而非单纯治疗人的疾病。

第十一章

古脉法体系四象体质的分型方法

临床上进行古脉法体系四象体质分型，本质上是中医进行四诊合参的结果。通过望、闻、问、切，综合判定患者的体质类型，为进一步诊断和治疗打下基础。本章将古脉法体系四象体质分型的判定分为两个步骤，第一步通过望、闻和问诊，收集主要证状的寒热虚实信息；第二步通过古脉法体系对主证的寒热虚实信息进行复核与定位。

一、第一步：通过望、闻、问诊收集主证的寒热虚实信息

具体见表11-1。

（一）望诊

望诊包括观察患者的躯体、面色、舌质、舌苔和手等因素。

1. 躯体

若患者躯体瘦弱，BMI<18.5kg/m^2，或体重<（身高-105cm）×0.95，则判断为虚；若患者躯体肥胖，BMI>24kg/m^2，或体重>（身高-105cm）×1.05，则判断为湿；若患者有肌肤甲错的情况，则判断有瘀。

2. 面色

若患者面色呈现面尘或青色，则判断为寒；若患者面色带有红色，则判断为热；若患者面色憔悴，则判断为虚；若患者面色油光或肿胀，则判断为湿；若患者面色黧黑或唇甲青紫，则判断有瘀。

3. 舌体

若患者舌体瘦、薄，则判断为虚；若患者舌头胖大，有齿痕，则判断为湿。

表11-1 通过望、闻、问诊收集主要证状的寒热虚实信息

第一步	躯体	望诊					闻诊			问诊	
		面色	舌体	舌质	舌苔	手	声音	寒热	饮食	体力	现代医学诊断结果
寒	/	面色青色，暗	/	青色，紫色，白色	白色	凉，大鱼际青色	/	畏寒	喜温	/	如有
热	/	红色	/	红色	黄色	热，红色	/	畏热	喜凉	/	
虚	瘦弱，BMI<18.5kg/m²；或体重<（身高-105cm）×0.95	憔悴	瘦，薄	/	薄	干瘦	低沉无力	/	/	乏力	
湿	肥胖，BMI>24kg/m²；或体重>（身高-105cm）×1.05	油光或肿胀	胖大，齿痕	/	厚腻	胖肿	高亢有力	/	/	身重	
瘀	或有肌肤甲错	或有面色黧黑，唇甲青紫	/	或紫暗色，有瘀点，瘀斑	/	/	/	/	/	/	

4. 舌质

若患者舌质呈现青色、紫色或白色，则判断为寒；若患者舌质呈现红色，则判断为热；若患者舌质为紫暗色，带有瘀点或瘀斑，则判断有瘀。

5. 舌苔

若患者舌苔呈现白色，则判断为寒；若患者舌苔呈现黄色，则判断为热；若患者舌苔薄，则判断为虚；若患者舌苔厚腻，则判断为湿。

6. 手

若患者手凉，大鱼际呈现青色，则判断为寒；若患者手热，呈现红色，则判断为热；若患者的手干瘦，则判断为虚；若患者的手胖肿，则判断为湿。

（二）闻诊

若患者的声音低沉无力，则判断为虚；若患者的声音高亢有力，则判断为湿。

（三）问诊

1. 寒热

若患者怕冷，则判断为寒；若患者怕热，则判断为热。

2. 饮食

若患者喜温食，则判断为寒；若患者喜冷食，则判断为热。

3. 体力

若患者常感乏力，则判断为虚；若患者自感身重，则判断为湿。

4. 现代医学检查结果

若患者做过现代医学检查，可参阅检查报告，判断是否有瘀。

二、第二步：通过古脉法体系对寒热虚实信息进行复核与定位

第一步完成之后，收集到了患者的寒热虚实信息，可以初步判定患者属于四象体质中的哪一类。这时，通过古脉法体系对寒热虚实信息进行复核与定位，不但能够确定患者的体质类型，并且可以把寒热虚实信息精确定位到

五脏六腑，从而为精准处方提供支撑。

根据第六章有关相兼脉的论述，分别记录左右寸关尺的相兼脉信息（可参照第五部分），通过分析脉象的"位数形势"信息，确定寒热虚实信息，从而完成古脉法体系四象体质的分型。在体质分型确定之后，由于左右寸关尺的六部脉象均能体现寒热虚实，因此在体质分型的基础上，还可以将五脏六腑的寒热虚实逐一定位。比如，某患者面尘，乏力，平素怕冷，素感无力，体瘦，喜温食，初步判断为虚寒体质。根据古脉法记录发现，如果患者脉象右尺沉细，右关沉弦，右寸沉细紧，左尺沉硬，左关浮洪，左寸沉细，可确认患者整体为虚寒体质，但由于左关脉象为浮洪，表明肝脉有热。因此在处方时，不但要考虑整体的虚寒特征，也要考虑应对肝脉的热象。

由此可知，对于古脉法体系四象体质而言，如果使用者不掌握脉诊技术，也能够通过望、闻、问诊大致分出四象体质，达到初步进行健康评估与调理的程度。但是有两个目标无法达到：一是无法把寒热虚实的信息精准对应到五脏六腑，从而导致遣方用药的精确度不足；二是面对寒热错杂或者病情复杂的患者，通过望、闻、问诊得到的寒热虚实信息，可能存在相互矛盾的情况，如果缺少古脉法体系的复核和定位，不但难以进行四象体质的分型，更无从得知寒热虚实的具体定位，导致难以处方。

第十二章

古脉法体系四象体质的调治原则

根据体质的偏颇进行调治，目的是使患者的体质接近平和，"以平为期"。根据"虚则补之，实则泻之，寒者热之，热者寒之"的根本原则，确定古脉法体系四象体质的调治原则，即医疗处方和生活调理均遵循此原则，方能从根本上实现体质的改善。体质的改善也意味着整体病性的好转，乃至痊愈。

一、古脉法体系四象体质调治的临床思路

接诊时需要一套流畅的临床思路，如此医家在遇到各种各样的患者和病证时，才能够真正做到有的放矢，有章有据。

首先通过望诊、闻诊和问诊了解患者基本情况，初步划分患者体质类型，然后运用古脉法体系进行脉诊对前面三诊的结论进行判定与校验；之后，进行古脉法体系四象辨证，运用四诊合参辨明古脉法体系四象体质，运用古脉法体系辨明分部病性，运用三诊辨明兼证，之后得出综合的诊断结果（图12-1）。

最后，针对得出的诊断结果，进行具有针对性的调治。

二、虚寒体质的调治原则

虚寒体质即体虚与寒象并存，可伴有瘀质。

（一）虚寒体质的临床表现

虚寒体质的人，在临床上常见体瘦，面尘，手脚怕凉，易疲劳短气，易过敏和易感冒等特征，并且多心思缜密，追求完美，敏感多虑。

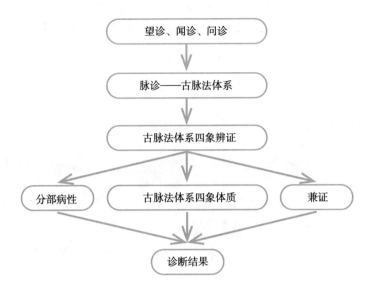

图12-1　古脉法体系四象体质调治的临床思路

（二）虚寒体质的潜在疾病

1. 高发疾病

虚寒体质的人易患感冒、过敏性鼻炎、过敏性哮喘、痤疮、肩颈腰腿凉痛和甲减等疾病。

2. 女性特有疾病

虚寒体质的女性常患月经不调、痛经、不孕不育、子宫肌瘤、乳腺增生和流产等疾病。

（三）虚寒体质的调治原则（图12-2）

1. 医疗处方原则

采用中医内服与外治结合的方式进行调治，疗效更佳。

（1）中医内服处方原则：针对虚寒体质的中医内服处方，以补虚散寒为原则。对于寒重于虚的，可以散寒为主，补虚为辅；对于虚重于寒的，则要先补虚，待虚象不明显之后，再予散寒。对于伴有瘀质的，可在前述原则的基础上进行行气或化瘀。

（2）中医外治处方原则：针对虚寒体质的中医外治处方，同样以补虚散寒为原则。临床上可采用艾灸、火针、药浴、熏蒸、泡脚等方式。为进一步提高疗效，可辅以刮痧、拔罐、揉腹等方式，加快气血运行。对于虚重于寒的，要注意刮痧、拔罐及揉腹保持适当的力度，不宜过重。

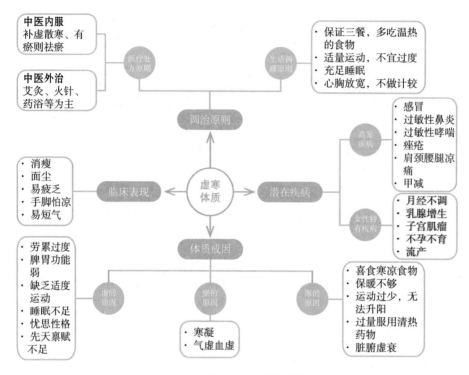

图12-2　虚寒体质思维导图

2. 生活调理原则

饮食方面：保证一日三餐的按时摄入，多吃温热食物，少吃寒凉食物。

运动方面：保持适量运动，循序渐进，对于虚重于寒的，注意运动不宜过度。

睡眠方面：保证充足的睡眠，不要因为睡眠不足进一步伤津亏耗。

心态方面：避免多思，放宽心胸，要"喜形于色"，勇于表达自己的情绪。

（四）虚寒体质的调治案例

患者李某某，女，44岁，身高159cm，体重47.5kg。

2021年4月1日初诊，主诉周身泛发红斑、丘疹伴瘙痒、抓痕一月余。

自诉一个月前于外院求诊经过，于某医院问诊三次，诊断过敏性荨麻疹，以抗过敏药和润燥止痒胶囊治疗无效后，过敏原检查未发现任何过敏物，最后给予激素肌注（得宝松），缓解数日后，复发。于是去另一家医院继续问诊，门诊病历显示背部、双侧腰部见多发红斑丘疹，诊断为过敏性皮炎，处方糠酸莫米松乳膏（激素外用），止痒乳膏外用，无效。遂到本院就诊。

望诊： 肢体偏瘦，面色青黑，长痘，皮肤粗糙，起油，毛孔粗大，身上皮肤发黑，无光泽，干燥，起屑，背部、腰部搔抓痕迹明显，患处皮肤可见红斑丘疹，时而搔抓起风团疙瘩，明显发黑，粗糙。舌淡红，薄白苔。

闻诊： 声音清脆，语声适中。

问诊： 偶有偏头痛，肩背酸痛、僵硬，睡眠浅，多梦，容易醒，醒后入睡尚可，胃脘饱胀不舒，纳差，大便偏干，2~3天一次，腰酸痛，月经时有痛经、乳房胀痛，月经量小，手足冷。

根据表12-1，初步判定为虚寒体质。

表12-1 根据主证收集寒热虚实信息

第一步	望诊						闻诊	问诊			
	肢体	面色	舌体	舌质	舌苔	手	声音	寒热	饮食	体力	现代医学诊断结果
寒	/	青黑	/	/	苔白	/	/	手足冷	/	/	
热	/	/	/	淡红	/	/	/	/	/	/	过敏性荨麻疹
虚	偏瘦	/	/	/	薄	/	/	/	纳差	/	
湿	/	/	/	/	/	/	/	/	/	/	
瘀	/	/	/	/	/	/	/	/	/	/	

脉诊： 脉右尺弦小硬，关弦细，寸弦细沉，左尺弦小硬，关弦细，寸弦细。

根据四诊合参判定为虚寒体质，诊断为虚寒体质与荨麻疹。相关信息记录见表12-2。

表12-2　古脉法体系体质医学诊断记录表

古脉法体系体质医学诊断记录表							
姓名	李某某	性别	女	出生年份 （年龄）	44岁	就诊日期	2021年4月1日
电话	/			身高 （cm）	159	体重 （kg）| 47.5	职业	/

疾病名称	荨麻疹		体质	☑虚寒　□虚热　□寒湿　□湿热　□平和

患者自述	偶有偏头痛，肩背酸痛、僵硬，睡眠浅，多梦，容易醒，醒后入睡尚可，胃脘饱胀不舒，纳差，大便偏干，2～3天一次，腰酸痛，月经时有痛经、乳房胀痛，月经量小，手足冷。

诊断说明	虚寒体质与荨麻疹。

脉诊	右手尺部	弦细硬	右手关部	弦细	右手寸部	沉弦细
	左手尺部	弦细硬	左手关部	弦细	左手寸部	弦细
	整体脉象		气口		人迎	

面诊	□有神　□疲乏　□无光泽　☑青　□红　□白　□黄　☑黑 □面尘＿＿＿＿＿＿＿　□色斑＿＿＿＿＿＿＿　□皮损＿＿＿＿＿＿＿

舌诊	舌体＿＿＿＿＿＿＿＿＿＿　舌质＿淡红＿　舌苔＿＿薄白＿＿

处方	麻黄10克　桂枝15克　杏仁10克　太子参20克　茯苓15克　白术20克 炙甘草15克　陈皮15克　防风10克　黄芪15克　当归20克　鸡内金20克 炒麦芽10克　炒神曲15克　枳壳10克　地黄20克　白茅根10克 白鲜皮10克　蛇床子10克　地肤子10克

药剂数	七剂	用法	☑水煎　□外用　□饭前　□饭后
服药用量	☑200 ml/次，2次/日 □其他＿＿＿＿＿＿＿		
外治	半身灸桶		
医嘱	□忌酒　□忌烟　□忌辛辣油腻　□经期停药 □孕期停药		查方编号82168715

（本书内全部处方数据可微信扫描【查方】二维码，输入编号，随时随地查看、分享、讨论）

4月2日继续用半身灸桶治疗，微微有汗，手足暖，腰部温暖，患处皮肤红斑丘疹逐渐消退，瘙痒明显减轻，抓后偶有很小的丘疹反应，没有风团。局部皮肤颜色转亮，皮肤变细腻。

4月4日继续用半身灸桶治疗，明显出汗，红斑丘疹基本消退，很少瘙痒，风团丘疹未复发，局部皮肤黑色褪掉，较正常皮肤稍显粗糙和暗淡。

4月8日复诊1。

自诉背部、后腰部红斑丘疹已经完全消退，很少瘙痒，抓痕基本恢复，局部皮肤转亮，接近正常皮肤。夜里不瘙痒后，睡眠好转，但仍然多梦，纳食好转，肩背僵硬酸痛稍好转，腰酸痛明显好转，手足暖，大便一天一次，成形。相关信息记录见表12-3。

4月18日复诊2。

自诉慢性过敏性荨麻疹完全治愈，背部、腰部已不可见皮损、抓痕，与正常皮肤没有差别，没有瘙痒现象，睡眠好，面部皮肤细腻，不出油，没有脓包、暗疮、粉刺问题。皮肤整体肤色提亮，有光泽，过敏性荨麻疹治疗结束，继续体质调理。

表12-3　古脉法体系体质医学诊断记录表

古脉法体系体质医学诊断记录表							
姓名	李某某	性别	女	出生年份（年龄）	44岁	就诊日期	2021年4月8日
电话	/		身高（cm）	159	体重（kg）	47.5	职业 /
疾病名称	荨麻疹		体质	☑虚寒　□虚热　□寒湿　□湿热　□平和			
患者自述	自诉背部、后腰部红斑丘疹已经完全消退，很少瘙痒，抓痕基本恢复，局部皮肤转亮，接近正常皮肤。夜里不瘙痒后，睡眠好转，但仍然多梦，纳食好转，肩背僵硬酸痛稍好转，腰酸痛明显好转，手足暖，大便一天一次，成形。						
诊断说明	虚寒体质与荨麻疹。						
脉诊	右手尺部	弦细稍硬	右手关部	弦细		右手寸部	弦细紧
	左手尺部	弦细稍硬	左手关部	弦细		左手寸部	弦细
	整体脉象		气口			人迎	
面诊	□有神　□疲乏　□无光泽　☑青　□红　□白　□黄　☑黑 □面尘＿＿＿＿＿＿＿　□色斑＿＿＿＿＿＿　□皮损＿＿＿＿＿＿＿						
舌诊	舌体＿＿＿＿＿＿＿＿＿＿　　舌质＿淡红白＿＿　舌苔＿薄白＿＿						
处方	麻黄10克　桂枝15克　太子参20克　茯苓15克　白术20克　炙甘草15克 陈皮15克　防风8克　黄芪15克　当归20克　鸡内金20克　炒麦芽10克 炒神曲15克　枳壳10克　地黄15克　白茅根10克　淡竹叶10克 地肤子10克　酸枣仁20克						
药剂数	七剂	用法	☑水煎　□外用　□饭前 □饭后				
服药用量	☑200 ml/次，2次/日 □其他＿＿＿＿＿＿＿＿						
外治	半身灸桶						
医嘱	□忌酒　□忌烟　□忌辛辣油腻　□经期停药 □孕期停药			查方编号89968728				

（本书内全部处方数据可微信扫描【查方】二维码，输入编号，随时随地查看、分享、讨论）

三、虚热体质的调治原则

虚热体质即体虚与热象并存，可伴有瘀质。

（一）虚热体质的临床表现

虚热体质的人，在临床上常见消瘦，面红，手足心热，盗汗，全身干涩，口干舌燥等特征，并且多逻辑严谨，情绪急躁。

（二）虚热体质的潜在疾病

虚热体质的人易患高血压、甲亢、失眠、便秘、性欲亢进等疾病。

（三）虚热体质的调治原则（图12-3）

1. 医疗处方原则

采用中医内服与外治结合的方式进行调治，疗效更佳。

（1）中医内服处方原则：针对虚热体质的中医内服处方，以滋阴清热为原则。对于热重于虚的，可以清热为主，滋阴为辅；对于虚重于热的，则要先滋阴，待虚象不明显之后，再予清热。对于伴有瘀质的，可在前述原则的基础上进行行气或化瘀。

（2）中医外治处方原则：针对虚热体质的中医外治处方，同样以滋阴清热为原则。临床上一切发热的方式均不采用，而可以使用刮痧、走罐、放血拔罐、揉腹等方式，疏通经络。对于虚重于热的，要保持适宜的力度，避免力度过大损伤正气。

2. 生活调理原则

饮食方面：保证一日三餐的按时摄入，少吃辛温的食物。

运动方面：保持适量运动，对于虚重于热的，注意运动不宜过度。

睡眠方面：保证充足的睡眠，防止进一步伤津亏耗。

心态方面：放慢生活节奏，降低欲望，学会接受自己。

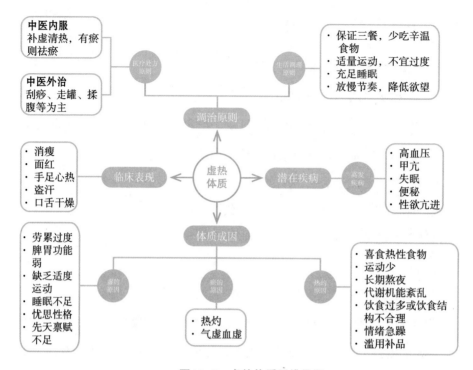

图12-3　虚热体质思维导图

（四）虚热体质的调治案例

患者刘某某，女，70岁。身高167cm，47.5kg。

2018年2月20日初诊，主诉脚心发热、烦躁汗出逾半年，伴怕风、咳嗽加重一个月。

望诊：肢体偏瘦，面色虚白，两颧红，眼周略红，舌稍紫红，薄黄苔，大鱼际青紫，小鱼际和掌指根红色点状分布。

闻诊：语声低，乏力。

问诊：手术后一直服用药物，经常性上火，咽干，身体燥热，性情急躁，脚心发热，不欲盖被，汗出，心悸，乏力，体重下降，焦虑，失眠，食欲下降。

根据表12-4，初步判定为虚热体质。

表12-4 根据主证收集寒热虚实信息

| 第一步 | 望诊 | | | | | | 闻诊 | 问诊 | | | |
	肢体	面色	舌体	舌质	舌苔	手	声音	寒热	饮食	体力	现代医学诊断结果
寒	/	/	/	/	/	大鱼际青紫	/	/	/	/	神经官能症
热	/	颧红	/	稍紫红	黄	小鱼际和掌指根红色点	/	经常上火，脚心发热			
虚	偏瘦	/	/	/	薄	/	乏力	/	纳差	乏力	
湿	/	/	/	/	/	/	/	/	/	/	
瘀	/	/	/	/	/	/	/	/	/	/	

脉诊： 脉稍数，右尺弦硬，关弦细，寸弦细紧，左尺弦硬，关弦稍浮，寸弦细。

根据四诊合参判定为虚热体质与失眠、过敏性咳嗽，分部病性为心阴阳不足。相关信息记录见表12-5。

2018年3月6日复诊1。

自诉身体明显好转，有气力，声音明亮，燥热减轻，急躁时汗出，怕风、咳嗽减少，睡眠好转，纳可，二便可。相关信息见表12-6。

2018年3月20日复诊2。

自诉燥热、汗出均缓解，睡眠佳，面色佳，白里透红，昨夜吹了冷风，今咳嗽加重，对空气的冷热刺激过敏，做饭时闻到各种气味也咳嗽，或说话多时也有咳嗽反应。相关信息记录见表12-7。

2018年4月10日回访已痊愈。

表12-5　古脉法体系体质医学诊断记录表

古脉法体系体质医学诊断记录表							
姓名	王某某	性别	女	出生年份（年龄）	70岁	就诊日期	2018年2月20日
电话	/		身高（cm）	167	体重（kg）	47.5	职业　/
疾病名称	过敏性咳嗽、失眠		体质	□虚寒　☑虚热　□寒湿　□湿热　□平和			
患者自述	自诉平素身体健康，半年前检查肺部有问题，具体不详，做手术之后服药，具体药物不详。之后逐渐感觉身体燥热，脚心发热，伴有身体汗出，不欲盖被，汗出后怕风，咳嗽，近一个月症状加重，怕风、咳嗽，清稀白痰，早晨和夜里尤甚，睡眠欠佳，纳差，大便偏干，小便偏黄。						
诊断说明	虚热体质与失眠、过敏性咳嗽						
脉诊	右手尺部	弦硬	右手关部	弦细		右手寸部	弦细紧
	左手尺部	弦硬	左手关部	弦稍浮		左手寸部	弦细
	整体脉象	稍数	气口			人迎	
面诊	□有神　□疲乏　□无光泽　□青　☑红　☑白　□黄　□黑 □面尘＿＿＿＿＿＿＿　□色斑＿＿＿＿＿＿＿　□皮损＿＿＿＿＿＿＿						
舌诊	舌体＿＿＿＿＿＿＿＿＿　　舌质＿＿稍紫红＿＿　舌苔＿薄黄＿＿						
处方	炙甘草30克　桂枝15克　生地20克　麦冬20克　太子参30克　茯苓15克 生白术15克　当归20克　酸枣仁20克　生麻黄10克　杏仁10克　干姜10克 五味子10克　陈皮15克　半夏10克　黄芩10克						
药剂数	十四剂		用法	☑水煎　□外用　□饭前 □饭后			
服药用量	☑200 ml/次，2次/日 □其他＿＿＿＿＿＿＿＿＿						
外治	刮痧，拔罐，针灸						
医嘱	□忌酒　□忌烟　□忌辛辣油腻　□经期停药 □孕期停药					查方编号83268731	

（本书内全部处方数据可微信扫描【查方】二维码，输入编号，随时随地查看、分享、讨论）

表12-6　古脉法体系体质医学诊断记录表

古脉法体系体质医学诊断记录表						
姓名	王某某	性别	女	出生年份（年龄）	70岁	就诊日期	2018年3月6日
电话	/		身高（cm）	167	体重（kg）	47.5	职业	/
疾病名称	过敏性咳嗽、失眠		体质	□虚寒　☑虚热　□寒湿　□湿热　□平和			
患者自述	患者自诉身体明显好转，有气力，声音明亮，燥热减轻，急躁时汗出，怕风、咳嗽减少，睡眠好转，纳可，二便可。						
诊断说明	虚热体质与失眠、过敏性咳嗽						
脉诊	右手尺部	弦稍硬	右手关部	弦细	右手寸部	弦细紧	
	左手尺部	弦稍硬	左手关部	弦	左手寸部	弦细	
	整体脉象	稍数	气口		人迎		
面诊	□有神　□疲乏　□无光泽　□青　☑红　□白　□黄　□黑 □面尘_____　□色斑_____　□皮损_____						
舌诊	舌体_____　　　舌质___淡红稍紫___　　舌苔___薄白___						
处方	炙甘草30克　桂枝15克　生地20克　麦冬20克　太子参30克　茯苓15克 生白术15克　当归20克　酸枣仁20克　生麻黄10克　杏仁10克　干姜10克 五味子10克　陈皮15克　半夏10克　白芍15克						
药剂数	十四剂	用法	☑水煎　□外用　□饭前 □饭后				
服药用量	☑200 ml/次，2次/日 □其他_____						
外治	刮痧，拔罐，针灸						
医嘱	□忌酒　□忌烟　□忌辛辣油腻　□经期停药 □孕期停药			查方编号87268745			

（本书内全部处方数据可微信扫描【查方】二维码，输入编号，随时随地查看、分享、讨论）

表12-7　古脉法体系体质医学诊断记录表

古脉法体系体质医学诊断记录表							
姓名	王某某	性别	女	出生年份（年龄）	70岁	就诊日期	2018年3月20日
电话	/		身高（cm）	167	体重（kg）	47.5	职业	/
疾病名称	过敏性咳嗽、失眠	体质	□虚寒 ☑虚热 □寒湿 □湿热 □平和				
患者自述	患者自诉燥热、汗出均缓解，睡眠佳，面色佳，白里透红，昨夜吹了冷风，今咳嗽加重，对空气的冷热刺激过敏，做饭时闻到各种气味也咳嗽，或说话多时也有咳嗽反应。						
诊断说明	虚热体质与失眠、过敏性咳嗽						
脉诊	右手尺部	弦稍硬	右手关部	弦细		右手寸部	弦细紧
	左手尺部	弦稍硬	左手关部	弦		左手寸部	弦细
	整体脉象	稍数	气口			人迎	
面诊	□有神　□疲乏　□无光泽　□青　☑红　□白　□黄　□黑 □面尘＿＿＿＿＿　□色斑＿＿＿＿＿　□皮损＿＿＿＿＿						
舌诊	舌体＿＿＿＿＿＿＿＿　　舌质＿淡青红＿　舌苔＿薄白＿						
处方	炙甘草15克　桂枝15克　生地20克　麦冬20克　太子参30克　茯苓15克 生白术15克　当归20克　酸枣仁20克　生麻黄10克　杏仁10克　厚朴10克 干姜10克　五味子10克　陈皮15克　半夏10克　前胡10克　百部10克 紫菀10克						
药剂数	十四剂	用法	☑水煎 □外用 □饭前 □饭后				
服药用量	☑200 ml/次，2次/日 □其他＿＿＿＿＿＿＿						
外治	刮痧，拔罐，针灸						
医嘱	□忌酒 □忌烟 □忌辛辣油腻 □经期停药 □孕期停药					查方编号81668750	

（本书内全部处方数据可微信扫描【查方】二维码，输入编号，随时随地查看、分享、讨论）

四、寒湿体质的调治原则

寒湿体质即体湿与寒象并存，可伴有瘀质。

（一）寒湿体质的临床表现

寒湿体质的人，在临床上常见形体肥胖，身体沉重，胸闷，四肢怕冷，口腔黏腻，睡眠质量低等特征，并且多稳重敦厚，但遇事不决，缺少热情。

（二）寒湿体质的潜在疾病

寒湿体质的人易患癌症、妇科疾病、男性性功能障碍、肝功能损伤、代谢综合征及其继发的心脑血管病、肾血管损伤、眼底血管病等疾病。

（三）寒湿体质的调治原则（图12-4）

1. 医疗处方原则

采用中医内服与外治结合的方式进行调治，疗效更佳。

（1）中医内服处方原则：针对寒湿体质的中医内服处方，以祛湿散寒为原则。对于湿重于寒的，可以祛湿为主，散寒为辅；对于寒重于湿的，可以散寒为主，祛湿为辅。对于伴有瘀质的，可在前述原则的基础上进行行气或化瘀。

（2）中医外治处方原则：针对寒湿体质的中医外治处方，同样以祛湿散寒为原则。临床上可采用艾灸、火针、药浴、熏蒸、泡脚等方式。为进一步提高疗效，可辅以刮痧、拔罐、揉腹等方式，加快气血运行。对于湿重于寒的，可通过加大刮痧、拔罐及揉腹的力度，疏通患者体内的淤堵，加快寒气的疏散。对于有筋结产生的，还可以考虑采用冲击疗法，将筋结剥离。

2. 生活调理原则

饮食方面：少吃寒凉的食物，保证早午餐的基础上，可适当减少晚餐的摄入量。

运动方面：加强一定强度的运动，提高心肺功能和代谢速度。

睡眠方面：保证充足的睡眠。

心态方面：提高生活热情，加快生活节奏。

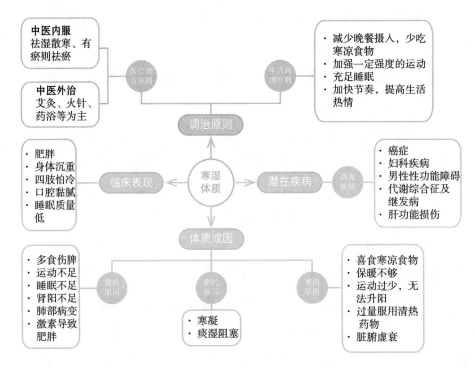

图12-4 寒湿体质思维导图

（四）寒湿体质的调治案例

【病例1】

吴某某，女，69岁，身高160cm，体重73kg。

2022年3月22日初诊，主诉：胃脘烧心、反酸5年。

望诊： 体胖，面色暗黄，手青紫暗，舌体胖大，舌质青紫暗，苔白厚腻，有瘀斑。

闻诊： 声音适中。

问诊： 身体怕冷热不明显，腰疼腿凉，喜欢吃油炸食物和凉菜，体力方面双腿沉重。

现代医学诊断结果为颈椎压缩性骨折（2021年9月已做手术），腰椎压缩性骨折（3年前进行微创手术），有食管裂孔疝，胃食管反流，甲减，贫血，骨质疏松。

根据表12-8，初步判定为寒湿体质。

表12-8　根据主证收集寒热虚实信息

| 第一步 | 望诊 | | | | | | 闻诊 | 问诊 | | | |
	肢体	面色	舌体	舌质	舌苔	手	声音	寒热	饮食	体力	现代医学诊断结果
寒	/	暗黄	/	青紫暗	苔白	青紫暗	/	/	/	/	颈、腰椎压缩性骨折，食管裂孔疝，胃食管反流，甲减，贫血，骨质疏松
热	/	/	/	/	/	/	/	/	/	/	
虚	/	/	/	/	/	/	/	/	/	/	
湿	肥胖	/	胖大	/	厚腻	肿胀				沉重	
瘀	/	/	/	/	瘀斑	/	/	/	/		

脉诊：右尺沉细，右关浮细，气口硬涩，右寸沉弦紧，入鱼，左尺沉细，左关弦细，左寸沉细。

根据四诊合参判定为寒湿体质，根据脉象判定分部病性为肾寒湿，脾胃寒湿蕴热，心肺虚。相关信息记录见表12-9。

2022年3月29日复诊1。

患者自诉仍有三天的药未喝完，身体沉重感减轻，胃脘烧心反酸症状明显减轻，胃脘满胀不明显，大幅度运动稍出汗。相关信息见表12-10。

2022年4月5日复诊2。

患者自诉胃脘觉舒，无满胀感，无烧心、反酸症状，纳可，眠安，二便可。进行外治之后肩背、腰腿轻松，无沉重感。活动后出汗，不多。相关信息记录见表12-11。

表12-9　古脉法体系体质医学诊断记录表

古脉法体系体质医学诊断记录表						
姓名	吴某某	性别	女	出生年份（年龄）	69岁	就诊日期	2022年3月22日
电话	/		身高（cm）	160	体重（kg）	73	职业	管理
疾病名称	颈、腰椎压缩性骨折术后，食管裂孔疝，胃食管反流，甲减，贫血，骨质疏松	体质	☐虚寒　☐虚热　☑寒湿　☐湿热　☐平和			
患者自述	胃脘反酸烧心5年，吃粗粮时更甚，伴随胃脘满胀感，肩背、身上发沉，腿沉，不出汗。					
诊断说明	寒湿体质，根据脉象判定分部病性为肾寒湿，脾寒湿蕴热，心肺虚。					
脉诊	右手尺部	沉细	右手关部	浮细	右手寸部	沉弦紧，入鱼
	左手尺部	沉细	左手关部	弦细	左手寸部	沉细
	整体脉象		气口	硬涩	人迎	
面诊	☐有神　☐疲乏　☑无光泽　☐青　☐红　☐白　☑黄　☐黑 ☐面尘＿＿＿＿＿＿　☐色斑＿＿＿＿＿＿　☐皮损＿＿＿＿＿					
舌诊	舌体＿＿＿＿＿胖大＿＿＿＿＿ 舌质＿青紫暗，有瘀斑＿　舌苔＿白厚＿					
处方	党参15克　茯苓15克　白术15克　炙甘草15克　陈皮15克　半夏10克 桂枝15克　葛根30克　白芍15克　枳壳10克　大黄30克　黑附子30克（先煎） 干姜10克　黄芩10克　黄连8克　海螵蛸10克					
药剂数	七剂	用法	☑水煎　☐外用　☐饭前 ☐饭后			
服药用量	☑200 ml/次、2次/日 ☐其他＿＿＿＿＿＿＿＿＿					
外治	刮痧、拔罐、针灸					
医嘱	☑忌酒　☐忌烟　☑忌辛辣油腻　☐经期停药 ☐孕期停药			查方编号83868764		

（本书内全部处方数据可微信扫描【查方】二维码，输入编号，随时随地查看、分享、讨论）

表12-10　古脉法体系体质医学诊断记录表

古脉法体系体质医学诊断记录表							
姓名	吴某某	性别	女	出生年份（年龄）	69岁	就诊日期	2022年3月29日
电话	/		身高（cm）	160	体重（kg）	73	职业　管理
疾病名称	颈、腰椎压缩性骨折术后，食管裂孔疝，胃食管反流，甲减，贫血，骨质疏松		体质		□虚寒　□虚热　☑寒湿　□湿热　□平和		
患者自述	喝了四天的药，身体沉重感减轻，胃脘烧心反酸症状明显减轻，胃脘满胀不明显。纳可，眠可，大便通畅，大幅度活动稍出汗。						
诊断说明	寒湿体质，根据脉象判定分部病性为肾寒湿，脾寒湿蕴热，心肺虚。						

脉诊	右手尺部	沉弦硬	右手关部	浮细	右手寸部	弦紧，入鱼
	左手尺部	沉弦硬	左手关部	弦细	左手寸部	弦细
	整体脉象		气口	涩	人迎	

面诊	□有神　□疲乏　□无光泽　□青　□红　☑白　☑黄　□黑 □面尘＿＿＿＿＿＿　□色斑＿＿＿＿＿＿　□皮损＿＿＿＿＿＿

舌诊	舌体＿＿＿＿＿＿胖大＿＿＿＿＿＿ 舌质＿青紫，有瘀斑＿　舌苔＿＿白厚＿＿

处方	党参15克　茯苓15克　白术15克　炙甘草15克　陈皮15克　半夏10克 桂枝15克　葛根30克　白芍15克　枳壳10克　大黄30克　黑附子30克（先煎） 干姜10克　黄芩10克　黄连8克　海螵蛸10克

药剂数	四剂	用法	☑水煎　□外用　□饭前 □饭后
服药用量	☑200 ml/次，2次/日 □其他＿＿＿＿＿＿＿＿		
外治	刮痧、拔罐、针灸		
医嘱	☑忌酒　□忌烟　☑忌辛辣油腻　□经期停药 □孕期停药		

查方编号81268775

（本书内全部处方数据可微信扫描【查方】二维码，输入编号，随时随地查看、分享、讨论）

表12-11 古脉法体系体质医学诊断记录表

古脉法体系体质医学诊断记录表								
姓名	吴某某	性别	女	出生年份（年龄）	69岁	就诊日期	2022年4月5日	
电话	/		身高（cm）	160	体重（kg）	73	职业	管理
疾病名称	颈、腰椎压缩性骨折术后，食管裂孔疝，胃食管反流，甲减，贫血，骨质疏松		体质		□虚寒　□虚热　☑寒湿　□湿热　□平和				
患者自述	胃脘觉舒，无满胀感，无烧心、反酸症状，纳可，眠安，二便可。做了外治之后肩背、腰腿轻松，无沉重感。活动后出汗，不多。								
诊断说明	寒湿体质，根据脉象判定分部病性为肾寒湿，脾寒湿蕴热，心肺虚，津液不足。								
脉诊	右手尺部	弦稍硬	右手关部	细滑		右手寸部	弦稍紧	
	左手尺部	弦稍硬	左手关部	弦细		左手寸部	弦细	
	整体脉象	稍数	气口			人迎		
面诊	□有神　□疲乏　□无光泽　□青　☑红　☑白　☑黄　□黑 □面尘_____　□色斑_____　□皮损_____								
舌诊	舌体_____胖大_____ 舌质__青紫，有瘀斑__　舌苔__薄白，苔根稍白厚__								
处方	党参15克　茯苓15克　白术15克　炙甘草20克　陈皮15克　半夏10克 桂枝15克　葛根30克　白芍15克　枳壳10克　大黄15克　黑附子30克（先煎） 干姜10克　黄芩10克　黄连6克　海螵蛸10克　地黄20克　麦冬20克 麻黄8克								
药剂数	七剂		用法	☑水煎　□外用　□饭前 □饭后				
服药用量	☑200 ml/次，2次/日 □其他_____								
外治	刮痧、拔罐、针灸								
医嘱	☑忌酒　□忌烟　☑忌辛辣油腻　□经期停药 □孕期停药				查方编号84868781				

（本书内全部处方数据可微信扫描【查方】二维码，输入编号，随时随地查看、分享、讨论）

2022年4月17日回访，患者自觉全身轻松，纳可，眠安，胃脘无不适症状，大便畅通，小便正常。

【病例2】

患者王某某，男，41岁。身高175cm，体重82kg。

2022年2月20日初诊，主诉面尘和失眠。

望诊：体壮，腹部显肥胖，面色暗黑，面尘，手背发黑显脏，似未洗净，关节褶皱处明显，大鱼际青紫，舌淡青白稍红，薄白苔。

闻诊：声音适中。

问诊：肩背酸痛、僵硬，身体沉重，入睡难、起夜，大便黏。

根据表12-12，初步判定为寒湿体质，伴有瘀质。

表12-12　根据主证收集寒热虚实信息

第一步	望诊						闻诊		问诊		
	肢体	面色	舌体	舌质	舌苔	手	声音	寒热	饮食	体力	现代医学诊断结果
寒	/	暗黑，面尘	/	淡青白稍红	苔白	手背发黑，大鱼际青紫	/	/	/	/	
热	/	/	/	/	/	/	/	/	/	/	
虚	/	/	/	/	薄	/	/	/	/	/	/
湿	整体结实，腹部肥胖	/	/	/	/	/	/	/	/	沉重	
瘀	/	黑	/	/	/	/	/	/	/	/	

脉诊：右尺沉细，关弦细，寸弦细，左尺沉细，关弦细，寸弦细。

根据四诊合参判定为寒湿体质，伴有瘀质与面尘、失眠。相关信息记录见表12-13。

表12-13　古脉法体系体质医学诊断记录表

古脉法体系体质医学诊断记录表							
姓名	王某某	性别	男	出生年份（年龄）	41岁	就诊日期	2022年2月20日
电话	/		身高（cm）	175	体重（kg）	82	职业	/
疾病名称	面尘、失眠		体质	□虚寒　□虚热　☑寒湿　□湿热　□平和			
患者自述	肩背酸痛、僵硬，身体沉重，入睡难、起夜，大便黏。						
诊断说明	寒湿体质，伴有瘀质与面尘、失眠。						
脉诊	右手尺部	沉细	右手关部	弦细		右手寸部	弦细
	左手尺部	沉细	左手关部	弦细		左手寸部	弦细
	整体脉象		气口			人迎	
面诊	□有神　□疲乏　□无光泽　□青　□红　□白　□黄　☑黑 ☑面尘＿＿＿＿＿　□色斑＿＿＿＿＿　□皮损＿＿＿＿＿						
舌诊	舌体＿＿＿＿＿＿＿　舌质＿淡青白稍红＿　舌苔＿薄白＿						
处方	黑附子10克（先煎）　大黄8克　细辛6克　肉桂10克　麻黄10克 桂枝15克　陈皮15克　半夏10克　杜仲15克　当归20克　酸枣仁20克 远志10克　石菖蒲10克　炙甘草15克　桃仁10克　牡蛎20克（先煎）						
药剂数	七剂	用法	☑水煎　□外用　□饭前 □饭后				
服药用量	☑200 ml/次，2次/日 □其他＿＿＿＿＿＿＿						
外治	无						
医嘱	□忌酒　□忌烟　□忌辛辣油腻　□经期停药 □孕期停药				查方编号87368790		

（本书内全部处方数据可微信扫描【查方】二维码，输入编号，随时随地查看、分享、讨论）

2022年2月27日复诊1。

自诉入睡快，但仍做梦，起夜，面色提亮，面尘减轻，手指关节黑色变淡，肩背觉舒展，身体觉轻快，大便次数增多，已有成形的状态，出汗不明显。

相关信息记录见表12-14。

表12-14 古脉法体系体质医学诊断记录表

古脉法体系体质医学诊断记录表							
姓名	王某某	性别	男	出生年份（年龄）	41岁	就诊日期	2022年2月27日
电话	/	身高（cm）	175	体重（kg）	82	职业	/
疾病名称	面尘、失眠	体质	□虚寒　□虚热　√寒湿　□湿热　□平和				
患者自述	入睡快，但仍做梦，起夜，面色提亮，面尘减轻，手指关节黑色变淡，肩背觉舒展，身体觉轻快，大便次数增多，已有成形的状态，出汗不明显。						
诊断说明	寒湿体质，伴有瘀质与面尘、失眠。						
脉诊	右手尺部	沉弦硬	右手关部	弦细		右手寸部	细稍沉
	左手尺部	沉弦硬	左手关部	弦细		左手寸部	弦细
	整体脉象		气口			人迎	
面诊	□有神　□疲乏　□无光泽　□青　□红　□白　□黄　☑黑 ☑面尘＿＿＿＿＿＿＿　□色斑＿＿＿＿＿＿＿　□皮损＿＿＿＿＿＿＿						
舌诊	舌体＿＿＿＿＿＿＿＿＿＿　舌质＿淡青白＿　舌苔＿白厚＿						
处方	黑附子20克（先煎）　大黄15克　细辛6克　肉桂10克　麻黄10克 桂枝15克　陈皮15克　半夏10克　杜仲15克　当归20克　酸枣仁20克 远志10克　石菖蒲10克　炙甘草20克　桃仁10克　牡蛎20克（先煎） 苍术10克　厚朴10克						
药剂数	七剂	用法	☑水煎　□外用　□饭前 □饭后				
服药用量	☑200 ml/次，2次/日 □其他＿＿＿＿＿＿＿＿＿＿						
外治	无						
医嘱	□忌酒　□忌烟　□忌辛辣油腻　□经期停药 □孕期停药					查方编号83368807	

（本书内全部处方数据可微信扫描【查方】二维码，输入编号，随时随地查看、分享、讨论）

2022年3月6日复诊2。

自诉减重2kg，咽喉稍干，入睡很快，很少做梦，不起夜，面部额头、鼻周、面颊明显提亮，面尘减轻很明显，褪至面部边缘，手指关节黑色变淡，手部皮肤明显变白，肩背偶尔僵硬、酸痛，跟工作劳累有关，身体轻快，腰腿有力，大便次数增多，稍便溏，稍微活动后有汗出。相关信息记录见表12-15。

2022年3月13日复诊3。

自诉睡眠好，面部提亮佳，脖颈黑色沉着也减轻，面尘消退非常明显，整个面部面尘已不显，手指关节黑色继续变淡，手部及身体皮肤都明显变白，精神状态很好，身体轻快，大便一天一次，偶有不成形，活动后汗出较明显。相关信息记录见表12-16。

经回访，患者面尘改善，面色均匀，睡眠佳，后续继续调治寒湿体质。

表12-15　古脉法体系体质医学诊断记录表

古脉法体系体质医学诊断记录表							
姓名	王某某	性别	男	出生年份（年龄）	41岁	就诊日期	2022年3月6日
电话	/			身高（cm）	175	体重（kg） 80	职业 /
疾病名称	面尘、失眠			体质	□虚寒　□虚热　☑寒湿　□湿热　□平和		
患者自述	减重4斤，咽喉稍干，入睡很快，很少做梦，不起夜，面部额头、鼻周、面颊明显提亮，面尘减轻很明显，褪至面部边缘，手指关节黑色变淡，手部皮肤明显变白，肩背偶尔僵硬、酸痛，跟工作劳累有关，身体轻快，腰腿有力，大便次数增多，稍便溏，稍微活动后有汗出。						
诊断说明	寒湿体质，伴有瘀质与面尘、失眠。						
脉诊	右手尺部	沉弦硬	右手关部	弦细		右手寸部	细稍沉
	左手尺部	沉弦硬	左手关部	弦细		左手寸部	弦细
	整体脉象		气口			人迎	
面诊	□有神　□疲乏　□无光泽　□青　□红　□白　□黄　☑黑 ☑面尘＿＿＿＿＿＿＿　□色斑＿＿＿＿＿＿　□皮损＿＿＿＿＿＿						
舌诊	舌体＿＿＿＿＿＿＿＿　　舌质＿淡青红白＿　　舌苔＿苔根稍白厚＿						
处方	黑附子20克（先煎）　大黄9克　细辛6克　肉桂10克　麻黄10克 桂枝15克　陈皮15克　半夏10克　当归20克　甘草20克　桃仁10克 茯苓15克　炒白术20克　桔梗10克　苍术10克　厚朴10克						
药剂数	七剂		用法	☑水煎 □外用 □饭前 □饭后			
服药用量	☑200 ml/次，2次/日 □其他＿＿＿＿＿＿＿＿＿						
外治	无						
医嘱	□忌酒 □忌烟 □忌辛辣油腻 □经期停药 □孕期停药				查方编号85768816		

（本书内全部处方数据可微信扫描【查方】二维码，输入编号，随时随地查看、分享、讨论）

表12-16 古脉法体系体质医学诊断记录表

古脉法体系体质医学诊断记录表							
姓名	王某某	性别	男	出生年份（年龄）	41岁	就诊日期	2022年3月13日
电话	/	身高（cm）	175	体重（kg）	80	职业	/
疾病名称	面尘、失眠	体质	□虚寒　□虚热　☑寒湿　□湿热　□平和				
患者自述	睡眠好，面部提亮佳，脖颈黑色沉着也减轻，面尘消失非常明显，整个面部面尘已不显，手指关节黑色继续变淡，手部及身体皮肤都明显变白，精神状态很好，身体轻快，大便一天一次，偶有不成形，活动后汗出较明显。						
诊断说明	寒湿体质，伴有瘀质与面尘、失眠。						
脉诊	右手尺部	弦硬	右手关部	弦细		右手寸部	弦细
	左手尺部	弦硬	左手关部	弦细		左手寸部	弦细
	整体脉象	稍数	气口			人迎	
面诊	□有神　□疲乏　□无光泽　□青　□红　□白　□黄　☑黑 ☑面尘_____　□色斑_____　□皮损_____						
舌诊	舌体_____　　舌质___淡青红，舌尖稍红___　　舌苔___薄白___						
处方	黑附子20克（先煎）　大黄9克　细辛6克　肉桂10克　麻黄10克 桂枝15克　陈皮15克　半夏10克　炙甘草20克　桃仁10克　茯苓15克 生白术30克　苍术10克　厚朴10克　山药20克　干姜10克　生地20克 麦冬15克						
药剂数	七剂	用法	☑水煎　□外用　□饭前　□饭后				
服药用量	☑200 ml/次，2次/日　　□其他_____						
外治	无						
医嘱	□忌酒　□忌烟　□忌辛辣油腻　□经期停药　□孕期停药				查方编号83668823		

（本书内全部处方数据可微信扫描【查方】二维码，输入编号，随时随地查看、分享、讨论）

五、湿热体质的调治原则

湿热体质即体湿与热象并存，可伴有瘀质。

（一）湿热体质的临床表现

湿热体质的人，在临床上常见形体肥胖，满面红光，面部多油脂，大便黏滞，稍动则喘则汗等特征，并且多热情积极，暴饮暴食，对生活期望高。

（二）湿热体质的潜在疾病

湿热体质的人易患癌症、妇科不孕绝经、男性性功能障碍、胆结石、肝功能损伤、代谢综合征及其继发的心脑血管病、肾血管损伤、眼底血管病等疾病。

（三）湿热体质的调治原则（图12-5）

1. 医疗处方原则

采用中医内服与外治结合的方式进行调治，疗效更佳。

（1）中医内服处方原则：针对湿热体质的中医内服处方，以祛湿清热为原则。对于湿重于热的，可以祛湿为主，清热为辅；对于热重于湿的，可以清热为主，祛湿为辅。对于伴有瘀质的，可在前述原则的基础上进行行气或化瘀。

（2）中医外治处方原则：针对湿热体质的中医外治处方，同样以祛湿清热为原则。临床上一切发热的方法均不采用，而可以使用刮痧、走罐、放血拔罐、揉腹等方式，疏通经络。对于湿重于热的，可加大力度，使机体得到足够的刺激，加速代谢以祛湿。

2. 生活调理原则

饮食方面：少吃辛温的食物，可适当减少晚餐的摄入量。

运动方面：加强一定强度的运动，提高心肺功能和代谢速度，尤其适宜游泳和冰雪运动。

睡眠方面：保证充足的睡眠。

心态方面：适当放慢生活节奏，降低欲望，合理设置生活的目标。

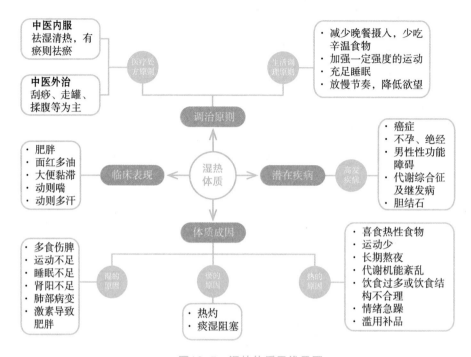

图12-5 湿热体质思维导图

（四）湿热体质的调治案例

对于湿热体质的调治，需要进行说明。湿热体质作为古脉法体系四象体质中的一类重点类型，具有很强的临床意义。在笔者接触临床工作伊始，正处于改革开放初期，社会上有很多人完成了财富上的积累，但是精神世界依然贫乏，因此急于满足自己的口腹之欲，造就了一大批湿热体质的患者。随着经济不断发展，人们的精神文明也日趋提升，特别是近年来，人民生活水平普遍提升，对于健康的认知也不断深入，人们在日常生活和饮食方面，更加关注健康因素，暴饮暴食的现象逐渐减少；另一方面，由于空调、冷饮的普及，人们在日常生活中，增加了许多摄入寒凉食物或者寒气的机会。二者的共同作用，导致当前在临床中，纯湿热体质的患者已不多见，而是以湿热+寒湿体质为主，即患者在体湿的基础上，又寒热互见。本案例亦为湿热+寒湿体质，用以对湿热体质患者的调理进行说明，请读者注意案例的背景以及处方的特点。

患者刘某某，男，38岁，身高175cm，体重85kg。

2020年1月21日初诊，主诉为前胸、后背皮肤大面积红色丘疹、发痒三天。

望诊： 肢体较胖，腹部明显，面色发黑，眼睛发红，手掌大鱼际青紫暗，小鱼际发红，舌淡青紫红，舌尖红，有芒刺，薄白苔。

闻诊： 声音适中。

问诊： 长期失眠，颈肩背僵硬、酸困，前胸、后背皮肤大面积红色丘疹，瘙痒，身上抓痕明显，胃脘胀闷，腹胀，大便稀溏，血压偏高，血脂高。

根据表12-17，初步判定为湿热+寒湿体质。

表12-17　根据主证收集寒热虚实信息

第一步	望诊						闻诊	问诊			
	肢体	面色	舌体	舌质	舌苔	手	声音	寒热	饮食	体力	现代医学诊断结果
寒	/	黑	/	淡青紫红	苔白	大鱼际青紫暗	/	/	/	/	
热	/	/	/	舌尖红	芒刺	小鱼际红	/	/	/	/	
虚	/	/	/	/	薄	/	/	/	/	/	血压偏高，血脂高
湿	较胖，腹部突出	/	/	/	/	/	/	/	/	困重	
瘀	/	/	/	/	/	/	/	/	/	/	

脉诊： 稍数，右尺沉弦硬，关弦细稍浮，寸沉弦紧入鱼，左尺沉硬，关弦洪，寸弦细。

根据四诊合参判定为湿热+寒湿体质与过敏性湿疹。相关信息记录见表12-18。

表12-18　古脉法体系体质医学诊断记录表

古脉法体系体质医学诊断记录表

姓名	刘某某	性别	男	出生年份（年龄）	38岁	就诊日期	2020年1月21日	
电话	/			身高（cm）	175	体重（kg）	85	职业　/
疾病名称	过敏性湿疹			体质	□虚寒　□虚热　☑寒湿　☑湿热　□平和			

患者自述	长期失眠，颈肩背僵硬、酸困，前胸、后背皮肤大面积红色丘疹，瘙痒，身上抓痕明显，胃脘胀闷，腹胀，大便稀溏，血压偏高，血脂高。
诊断说明	湿热+寒湿体质与过敏性湿疹，脉诊判定分部病性为上焦下焦寒湿，中焦湿热。

脉诊	右手尺部	沉弦硬	右手关部	弦细稍浮	右手寸部	沉弦紧，入鱼
	左手尺部	沉硬	左手关部	弦洪	左手寸部	弦细
	整体脉象	稍数	气口		人迎	

面诊	□有神　□疲乏　□无光泽　□青　□红　□白　□黄　☑黑 □面尘＿＿＿＿＿＿　□色斑＿＿＿＿＿＿　□皮损＿＿＿＿＿＿

舌诊	舌体＿＿＿＿＿＿＿＿＿　　　舌质＿淡青紫红，舌尖稍红＿ 舌苔＿薄白，有芒刺＿

处方	黑附子10克（先煎）　大黄9克　黄芩10克　赤芍30克　白茅根20克 栀子10克　淡豆豉20克　生山楂30克　生鸡内金30克　陈皮15克 半夏10克　枳壳10克　炙甘草20克　生地20克　桂枝15克　麦冬20克

药剂数	十四剂	用法	☑水煎　□外用　□饭前 □饭后	
服药用量	☑200 ml/次，2次/日 □其他＿＿＿＿＿＿＿＿＿			
外治	督脉、膀胱经刮痧、肩颈刮痧			查方编号86968839
医嘱	□忌酒　□忌烟　□忌辛辣油腻　□经期停药 □孕期停药			

（本书内全部处方数据可微信扫描【查方】二维码，输入编号，随时随地查看、分享、讨论）

2020年2月11日复诊1。

自诉春节期间未按时服药，吃喝较多，湿疹偶有反复，总体上湿疹减轻，有些瘙痒，抓痕恢复很多，但胃脘有饱胀感，偶有反酸，近几日腹泻

3～4次，食欲差。相关信息记录见表12-19。

表12-19 古脉法体系体质医学诊断记录表

古脉法体系体质医学诊断记录表							
姓名	刘某某	性别	男	出生年份（年龄）	38岁	就诊日期	2020年2月11日
电话	/	身高（cm）	175	体重（kg）	85	职业	/
疾病名称	过敏性湿疹	体质	□虚寒 □虚热 ☑寒湿 ☑湿热 □平和				
患者自述	春节期间未按时服药，吃喝较多，湿疹偶有反复，总体上湿疹减轻，有些瘙痒，抓痕恢复很多，但胃脘有饱胀感，偶有反酸，近几日腹泻3～4次，食欲差。						
诊断说明	湿热+寒湿体质与过敏性湿疹、痞证，脉诊判定分部病性为上焦下焦寒湿，中焦湿热。						
脉诊	右手尺部	弦硬	右手关部	浮弦		右手寸部	弦细
	左手尺部	沉弦硬	左手关部	弦有力		左手寸部	弦细
	整体脉象	稍数	气口			人迎	
面诊	□有神 □疲乏 □无光泽 □青 □红 □白 □黄 ☑黑 □面尘_____ □色斑_____ □皮损_____						
舌诊	舌体_____ 舌质__淡紫红__ 舌苔__白厚__						
处方	黑附子10克（先煎） 大黄9克 黄芩10克 赤芍20克 白茅根15克 黄连8克 干姜10克 陈皮15克 半夏10克 炙甘草20克 生地20克 桂枝15克 麦冬20克 海螵蛸10克 苍术15克 厚朴10克 白术30克 茯苓15克						
药剂数	十四剂	用法	☑水煎 □外用 □饭前 □饭后				
服药用量	☑200 ml/次，2次/日 □其他_____						
外治	督脉、膀胱经刮痧，肩颈刮痧						
医嘱	□忌酒 □忌烟 □忌辛辣油腻 □经期停药 □孕期停药					查方编号82268843	

（本书内全部处方数据可微信扫描【查方】二维码，输入编号，随时随地查看、分享、讨论）

2020年2月27日复诊2。

自诉湿疹基本消退，抓痕基本愈合，胃脘顺畅，食欲恢复，因出差导致睡眠不好，腰酸痛。相关信息记录见表12-20。

表12-20 古脉法体系体质医学诊断记录表

古脉法体系体质医学诊断记录表						
姓名	刘某某	性别	男	出生年份（年龄）	38岁	就诊日期	2020年2月27日
电话	/	身高（cm）	175	体重（kg）	85	职业	/
疾病名称	失眠，腰酸痛	体质		☐虚寒 ☐虚热 ☑寒湿 ☑湿热 ☐平和		
患者自述	湿疹基本消退，抓痕基本愈合，胃脘顺畅，食欲恢复，因出差导致睡眠不好，腰酸痛。					
诊断说明	湿热+寒湿体质与失眠、腰酸痛，脉诊判定分部病性为上焦下焦寒湿，中焦湿热。					
脉诊	右手尺部	沉弦	右手关部	弦细	右手寸部	弦细
	左手尺部	弦硬	左手关部	弦稍浮细	左手寸部	弦细
	整体脉象	稍数	气口		人迎	
面诊	☐有神 ☐疲乏 ☐无光泽 ☐青 ☐红 ☐白 ☐黄 ☑黑 ☐面尘_____ ☐色斑_____ ☐皮损_____					
舌诊	舌体_____ 舌质__淡青红__ 舌苔__薄白__					
处方	黑附子10克（先煎） 大黄9克 陈皮15克 半夏10克 炙甘草20克 生地20克 桂枝15克 麦冬20克 苍术10克 厚朴10克 白术30克 茯苓15克 当归20克 酸枣仁20克 山药20克 山芋10克					
药剂数	七剂	用法	☑水煎 ☐外用 ☐饭前 ☐饭后			
服药用量	☑200 ml/次，2次/日 ☐其他_____					
外治	督脉、膀胱经刮痧，肩颈刮痧					
医嘱	☐忌酒 ☐忌烟 ☐忌辛辣油腻 ☐经期停药 ☐孕期停药			查方编号85668851		

（本书内全部处方数据可微信扫描【查方】二维码，输入编号，随时随地查看、分享、讨论）

2020年3月10日回访，湿疹痊愈，无抓痕，入睡快，稍有梦，腰酸痛症状消失。

六、平和体质的保养原则

平和体质即体虚、体湿、寒象和热象均不明显，可伴有瘀质。

（一）平和体质的临床表现

平和体质的人，在临床上无明显不适，是通过合理饮食、适度运动、良好睡眠和良好心态维持的状态。

（二）平和体质的保养原则

平和体质的保养原则，在于维持良好状态，避免不良的生活方式，主要包括避免连续熬夜，防止极度疲乏，戒烟限酒，避免情绪激动等。如在日常生活中出现轻微不适，可优先采用外治法对证治疗，以快速缓解（图12-6）。

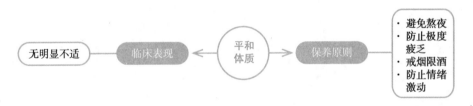

图12-6　平和体质思维导图

第五部分

古脉法体系的基础操作规范

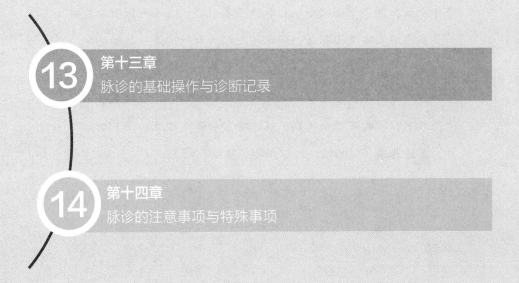

13 第十三章
脉诊的基础操作与诊断记录

14 第十四章
脉诊的注意事项与特殊事项

脉诊是一项需要大量临床实践才能掌握的技能。在日常工作中发现，很多医者之所以对脉诊不甚精通，主要原因有二，一是从思想上不重视脉诊，因此不把精力和时间放在脉诊的学习和练习上，自然不会在脉诊上有所成就；二是虽然有些医者对脉诊十分看重，但是缺少规范的基础操作训练，也就是基本功不扎实。万丈高楼平地起，脉诊学习者要重视脉诊的基础操作，练好基本功，为临证打下坚实的基础。

第十三章

脉诊的基础操作与诊断记录

一、脉诊的基础操作

（一）诊前准备

诊前准备主要包括以下几点：（1）调节诊室的气温和光线，营造舒适安静的就诊环境；（2）准备洁净有弹性的脉枕；（3）医生进行手部清洁，并修剪指甲。

（二）操作方法

诊脉操作主要包括高骨定关、布指和运指三个步骤。医生可选择左手或者右手进行诊脉，以准确为要，选择手感最佳的一侧。

1. 高骨定关

医生下指时，先以中指指端定位患者掌后的桡骨茎突（即高骨），然后将中指指目紧贴在脉搏搏动处，以此确定关位。

2. 布指

高骨定关之后，用食指按在关前（腕侧）确定寸位，用无名指按在关后（肘侧）确定尺位。布指时注意疏密得当，使患者的手臂长度与医生的手指粗细相适应。如果患者的手臂长或医生的手指细，则布指宜疏；如果患者的手臂短或医生的手指粗，则布指宜密。

3. 运指

（1）总按和单按

总按：是三指用相同的力度同时诊脉，目的是诊察脉搏跳动的速度和节律。

单按：是用单根手指诊察脉象，目的是分别诊察寸、关、尺的脉象特征。

在临床中，先总按，后单按。

（2）浮、中、沉取

浮取：亦称举法，是医生以较轻的指力按于脉搏跳动处，诊察脉象。

中取：亦称寻法，是医生以适中的指力按于脉搏跳动处，诊察脉象。

沉取：亦称按法，是医生以较重的指力按于脉搏跳动处，诊察脉象。

在临床中，一般遵循"浮—中—沉—中—浮"的运指顺序，以脉搏应指最明显时的指力确定该部脉象的运指力度，如一次诊察不清，可多次诊察。

（三）脉诊的时长

临床上，脉诊单手不少于1分钟，双手以不低于3分钟为佳。古人有"五十动"之说，即每次脉诊应至少诊察不少于50次脉搏跳动，在临床上可以实际情况进行增减。

二、诊断记录

诊脉时，应边诊察边记录，主要作用有二：一是帮助医生记忆双侧寸关尺的脉象，作为处方的基础和依据；二是作为病历的重要组成部分进行留存，为患者后续复诊提供脉象历史记录，通过对比历次脉象记录的变化，评估诊疗效果，并据此调整处方。

诊断记录应采用规范的格式，方便记录和对比，诊断应包括患者信息、脉象、面诊、舌诊及四象体质的诊察过程一并记录，见表13-1，供临床应用时参考。

表13-1　古脉法体质医学诊断记录样表

古脉法体质医学诊断记录样表							
姓名		性别		出生年份（年龄）		就诊日期	年　月　日
电话			身高 （cm）		体重 （kg）		职业
疾病名称			体质		□虚寒　□虚热　□寒湿　□湿热　□平和		
患者自述							
诊断说明							
脉诊	右手尺部		右手关部			右手寸部	
	左手尺部		左手关部			左手寸部	
	整体脉象		气口			人迎	
面诊	□有神　□疲乏　□无光泽　□青　□红　□白　□黄　□黑 □面尘_____　□色斑_____　□皮损_____						
舌诊	舌体		舌质		舌苔		
处方							
药剂数			用法	□水煎　□外用　□饭前 □饭后			
服药用量	□200 ml/次，2次/日　　□其他_____						
外治							
医嘱	□忌酒　□忌烟　□忌辛辣油腻　□经期停药 □孕期停药					查方编号XXXXXXXX	

（本书内全部处方数据可微信扫描【查方】二维码，输入编号，随时随地查看、分享、讨论）

第十四章

脉诊的注意事项与特殊事项

脉诊在四诊中是最为客观的诊断方式，但是，脉诊依然会不可避免地受到外界干扰。为了最大程度减少外部影响，提高脉诊的准确程度，需要人为创造条件，事前消除或弱化可能影响脉诊准确性的外部因素，以便医生获得最符合实际情况的脉象诊断结果。

一、注意事项

（一）保持诊室安静

为诊室营造安静的环境，有利于医生和患者保持稳定的情绪，便于医生与患者之间顺利开展各项诊疗工作。如果患者情绪不稳，可能会影响脉搏的跳动速度，影响诊断。

（二）脉诊前医者准备

《黄帝内经》曰："持脉有道，虚静为保。"虚与静是诊脉的前提。

1.虚

诊脉时医者心要虚，虚是指不带主观意愿的，不在诊脉前对患者的脉象进行提前假设，如此才能体会到真实的脉象。医者易犯的错误往往是在诊脉之前，先行预测患者的脉象，比如患者是高血压，医者预设高血压应该是弦脉。这种预设会影响到医者的指感，进而分辨不出真实的脉象。由于真实的脉象是分析患者真实情况的基础，因此诊脉前医者的心一定要"虚"，虚才能有容，有容才能真实。

2. 静

静不单单指脉诊的环境要安静，作为初学者，由于尚不能凝神于心，所以保持环境的安静很重要。但是，当医者的诊脉经验达到一定境界以后，外部环境已无法对医者产生干扰，此时环境因素变得无足轻重。因此，静更应该是医者的心静。只有心静才能做到以下几点：一是心静自然呼吸平稳，而古人总以医者的呼吸次数来判断患者的脉是否迟数，所谓"一息四至，闰以太息为常脉"。如果医者的呼吸不稳，自然会影响脉的速率的判定。二是对于初学者而言，只有心静才能将注意力集中在指端，才能准确接收到指端感受到的脉的信息，从而为准确判断脉象、准确做出诊断提供基础。三是只有心静，才能对每位就诊的患者一视同仁，不受患者名声、地位、财富的干扰，以免影响正确的判断。四是只有心静，才能平静地面对患者，避免挤眉、惊讶、故作沉思等表情。有些患者，尤其是内心敏感的患者，会时时关注医者的表情和动作，医者不适当的表情和动作会引起患者情绪的剧烈变化，如紧张、恐惧等，从而引起患者脉象的变化，进而影响医者获取真实的脉象。

二、特殊事项

临床中，医生要注意以下几类特殊情况，如遇到属于这类情况的患者，要采取适当的措施进行调整，以保证诊断的准确性。

1.饭后

如患者在饭后前来就诊，请患者休息一段时间，诊脉与吃饭时间最好间隔30分钟以上。如果患者已暴饮暴食，则考虑请其等待下次再行就诊。

2.酒后

如患者酒后前来就诊，考虑请其等待下次再行就诊。

3.运动后

如患者在运动后前来就诊，请患者休息10分钟以上，待心跳速度恢复平时的水平后，再行诊断。

4.服药后

如患者平时服药后就诊，须问明服药种类和剂量，在诊断时将药物对脉象的影响进行还原之后，再进行治疗。

5.输液后

如果患者于输液后不久前来就诊，输液后会使脉体充盈，考虑请其等待下次再行就诊。

后 记

——培养中医大数据思维

本书在介绍古脉法体系四象体质医学的过程中使用了线性思维和象数思维两种思维方式，然而最原始、最笨拙的，却也是最高效的，是"大数据思维"。通过"大数据思维"，也有助于我们去理解象数思维在中医临床中的各类应用问题。

一个中医是不是只应该仙风道骨地满口之乎者也？中医人谈大数据思维是否有些滑稽？其实，大数据思维我们每天都在使用，大多时候我们只是"日用而不知"罢了。

以汽车自动驾驶为例，首先是需要负责数据采集的车辆把世界上所有能通车的路都跑一遍，并记录下沿途遇到的所有情况；然后以这些情况作为基础数据源，以此为训练机器自动驾驶提供数据支持。

可是这里存在很多的问题，比如，大数据记录的狗是自然状态的狗，假如狗的主人给狗穿上衣服和鞋子，那么机器是不是还能识别出这是狗？再如，机器到了泰国路遇一头大象，怎样辨别这头大象有没有危险？如果是农民训练的作为生产工具的大象自然是安全的，如果是野生的则可能会对机器发起攻击，这种情况机器要不要逃跑以躲避攻击？

显然，机器自动驾驶的自动化程度，除去算力、算法等技术问题以外，取决于大数据的采集样本量、数据的准确性分析等很多因素。

人类依据大数据而衍生来的人工智能的算法很清晰，但对人类自己的大脑是如何工作的，其算法是什么则所知甚少。但有两点是明确的，其一，以大数据形式输入大脑的信息，会形成记忆，但记忆肯定不是数据的全部，人类只可能选择性地筛选数据作为记忆留在大脑中（无论是有意的还是无意的），这样就会形成记忆偏差，从而出现反应偏差。其二，相对于人工智能大数据的稳定性而言，人的记忆会出现模糊和变化，比如，1+1=2是记忆的正确概念，过段时间可能会逐渐恍惚1+1是否等于2，当一个人身边足够多的人和事都在向他灌输1+1=3的时候，这个人会怀疑自己的1+1=2是不是记错了。当周边的因素足以影响改变时，这个人会否定记忆中的1+1=2，进而形成1+1=3的错误概念，可怕的是，这个人会用1+1=3的错误记忆作为自己的依据，影响周边更多的人。

说了这么多非医学方面的话题，只是为了要向大家说明，现代的中医不仅缺失了对人工智能等科技问题的前沿探索，也缺失了中医大数据的底层基础。

那么，如何改变这种情况？传统中医在临床治病的方向上又如何与大数据思维结合？我提出两个思路：

（1）打造数据化的学术体系。

古脉法体系四象体质医学作为一套学术体系，后续会陆续推出更多的内容：古脉法体系四象体质医学临床应用，古中医理论基础，古中医预测学——五运六气的具体应用，专病处方大数据解析等系列丛书，所有的书都不搞文字游戏和标新立异，只注重临床的实际应用，并且将通过我本人过去几十年临床过程中产生的数十万真实的患者诊断数据（脉象、舌象、面象、影像数值、检验数值等）、处方数据等，在保证数据真实性和准确性的基础上，将以上中医大数据作为核心数据源头进行临床研究与分析。

（2）通过临床实践理解不同的思维方式。

我在本书中反复强调实践、实践、再实践，中医只能在实践中去解决问题。

首先是概念的稳定性，通过大量实践，1+1=2就不只是泛泛的概念，而是成为刻在脑海中固有的、不可磨灭的观念，不论外界有多么大的诱惑，都会坚守1+1=2才是唯一的正解。

再有，实践的过程是证实证伪的过程。尽管现代医学尚不能诠释中医，但中医绝对不是玄学。按照本书的理论和方法进行治疗，如果患者的病痛减轻或者痊愈，就是证实，反之则是证伪。证实的就坚持，证伪的就摒弃。当证实证伪的经验积累到一定程度时，才真正把书本上的知识转化为自己的本领。

当实践经验足够多的时候，在治疗病患时，自然便会考虑到诸多的影响因素，此时也便达成了从线性思维向象数思维的转换，即从解决单一问题的线性思维向解决多重问题的非线性思维的转换。此时，再有客观、真实世界的临床大数据作为支持，登上中医的大雅之堂便也不再是难事。

学海无涯，让我们一起保持探索中医的热情。

祝所有中医人好运。